认识地震丛书

U0624887

RENSHI DIZHEN CONGSHU

地震灾后防病防疫必备常识

只有全面认识地震，才能正确地对待地震。只有了解地震的成因和分布特点，了解地震中的救护知识和地震后的防疫知识等，才能真正做好有效的防震准备，在地震来临的时候不恐慌，冷静应对。

本丛书编委会
李宝君　唐功臣◎编

世界图书出版公司
广州·北京·上海·西安

图书在版编目（CIP）数据

地震灾后防病防疫必备常识/《认识地震丛书》编委
会编．—广州：广东世界图书出版公司，2009.9 （2024.2 重印）
（认识地震丛书）
ISBN 978－7－5100－0719－4

Ⅰ．地… Ⅱ．认… Ⅲ．地震灾害—卫生防疫—基本知识
Ⅳ．R184

中国版本图书馆 CIP 数据核字（2009）第 146653 号

书　　名	地震灾后防病防疫必备常识	
	DI ZHEN ZAI HOU FANG BING FANG YI BI BEI CHANG SHI	
编　　者	《认识地震丛书》编委会	
责任编辑	韩海霞	
装帧设计	三棵树设计工作组	
出版发行	世界图书出版有限公司　世界图书出版广东有限公司	
地　　址	广州市海珠区新港西路大江冲 25 号	
邮　　编	510300	
电　　话	020-84452179	
网　　址	http://www.gdst.com.cn	
邮　　箱	wpc_gdst@163.com	
经　　销	新华书店	
印　　刷	唐山富达印务有限公司	
开　　本	787mm×1092mm　1/16	
印　　张	13	
字　　数	160 千字	
版　　次	2009 年 9 月第 1 版　2024 年 2 月第 8 次印刷	
国际书号	ISBN　978-7-5100-0719-4	
定　　价	49.80 元	

光辉书房新知文库
"认识地震"丛书编委会

"光辉书房新知文库"

总策划/总主编:石　恢

副总主编:王利群　方　圆

本册主编

　　李宝君　解放军总后勤部卫生部防疫局干部

　　唐功臣　济南军区联勤部疾控中心卫生监督科主任

本册副主编

　　刘　柳　解放军总后勤部卫生部防疫局干部

　　谭崇阳　解放军总装备部卫生部防疫局干部

其他参编人员

　　林晓娜　济南军区总医院医师

　　黄尉初　济南军区联勤部疾控中心主任

　　蒲永高　成都军区联勤部卫生防疫处干部

　　陈鹭飞　重庆市万州卫生监督所干部

　　文翠容　解放军第 302 医院感染控制科副主任医师

序　言

中国是一个地震灾害极其严重的国家，国内的地震具有频度高、分布广、震源浅、强度大和成灾率高等特点。地震灾害在我国是名副其实的群灾之首，根据有关部门的统计，我国自然灾害死亡人口中，死于地震灾害的占一半以上。新中国成立以来，我国发生了多次特大地震，其中以1976年发生的唐山大地震和2008年发生的汶川大地震最为典型，都造成了巨大的人员伤亡和财产损失。地震灾害严重威胁着人民的人身和财产安全，对我国经济社会的发展也起着制约作用。

早在1997年，我国就制定了《中华人民共和国防震减灾法》，标志着我国的防震减灾工作已经纳入到法制化管理的轨道。在汶川大地震发生以后，吸取了地震中的经验和教训，我国又组织专家、学者对《防震减灾法》进行了较大规模的修订，新修改的《中华人民共和国防震减灾法》已由中华人民共和国第十一届全国人民代表大会常务委员会第六次会议于2008年12月27日通过，并于2009年5月1日起开始施行。从中我们可以看出国家对地震灾害的重视程度。

提高包括青少年朋友在内的广大民众的科学素养和应对灾害的能力，是我国实行科教兴国战略的具体要求，也是我们编写这套丛书的宗旨。

本套"认识地震"丛书，主要包含以下四方面的内容：

第一，普及地震常识，教给人们在地震发生时自救互救的方法。通过介绍各种避震的要诀，让人们掌握基本的避震方法，以及地震发生后的自救与互救技巧。

第二，介绍一些急救的知识，让人们学会紧急救护的方法。地震发生以后，往往会发生伤员出血、骨折等各种伤害的情况，因此，掌握特殊情况下的紧急救治措施，也是非常必要的。

第三，介绍震后的防病防疫知识，让人们能够做到自觉远离病疫。震后的灾区，面临着病疫流行的威胁，因此，针对震后灾区的防病防疫就必不可少，这也是人们应该了解的基本常识。

第四，介绍震后的心理康复知识，帮助受灾群众早日走出心理创伤的阴影。地震不仅会对人们的身体造成伤害，地震中的心灵创伤也是不可避免的，并且在很多情况下，地震灾后的心灵创伤与地震瞬时的伤害相比，要更为持久、更为严重，因此，地震灾后的心理康复问题，是所有经历地震的人们都必须经历的个人心理调适过程，也是一个包括震区在内的全社会的心理重建的过程。

目前，人类还无法完全控制地震，但只有全面认识地震，才能正确地对待地震。通过增强人们自我保护的意识，树立人们防灾害避害的信心，真有一天地震不幸来临之际，我们才有足够的知识、能力和勇气，去面对地震，并将地震可能带来的危害降到最低。

王萍

成都市社科联副主席、社科院副院长

目录｜Contents

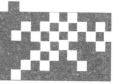

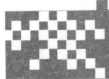

Contents 目录

目录 | Contents

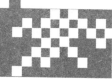

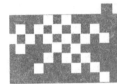

Contents 目录

引　言

我国是一个地震多发的国家。地震活动的频度高，强度大，分布范围广，造成的生命财产损失也极为严重。作为一种极为严重的自然灾害，地震的破坏性不仅体现在地震发生的过程中，也体现在震后的灾区环境里。

"大灾之后必有大疫"，这句话绝不是危言耸听。由于震后生态环境和生活条件受到极大破坏，卫生基础设施损坏严重，供水设施遭到破坏，饮用水源受到污染，食品、饮用水的获取面临很多的困难，灾民的心理也发生了很大的变化。在这严重的自然灾害发生之后，如果不能有效开展水源保护、环境消毒、食品卫生和传染病防控工作，有可能引发许多传染病的发生和流行。

因此，在地震发生后期，加强灾区人民群众的卫生防疫工作，提高卫生防病的自我保护意识至关重要。本书主要介绍地震后如何进行疾病防治，如何确保饮用水和食品安全，如何搞好生活、环境卫生，如何开展消毒、杀虫、灭鼠，以及如何进行个人自救互救工作。希望本书能为受灾地区人民重建家园提供有益的帮助。

知识宣导篇

一、大灾之后必有大疫

大灾之后要防大疫。这是因为地震后山体滑坡、江河改道，以及大量建筑物垮塌、下水管堵塞、垃圾遍地和污水流溢，特别是埋藏在废墟深处的畜禽、遇难者遗体来不及处理，加上夏季高温多雨，极易造成水源污染、食物腐烂变质和自然环境、生存环境的破坏，往往导致传染病的暴发和流行。各种因素都显现了灾后卫生防疫工作的重要性和紧迫性：

1. 地震灾后1周疾病谱变化规律文献报道

地震1周后，内科疾病明显上升，以急性呼吸道感染疾病、肠道传染病发病率较高，此期需要大量医疗资源，积极治疗上呼吸道感染、防止传染病暴发流行。

2. 四川地震发生的季节因素

一般情况下，4、5月份为多种传染病开始流行季节，其中以肠道传染病最多，6月份为流行性脑炎高发季节。提示灾区更要提早做好传染病预防、疫情监控工作。

3. 自然灾害对传染病流行机制的影响因素

（1）地震后，供水系统管道的破坏，使残存的水源极易遭到污染。

（2）恶劣条件下，食品易霉变和腐败，从而引发食物中毒以及食源性肠道传染病流行；食物短缺还会造成人们的身体素质普遍下降，从而使各种疾病易于发生和流行。

（3）燃料短缺迫使灾民喝生水，进食生冷食物，从而导致肠道传染病的发生与蔓延。

（4）人群居住拥挤，可能因为体表寄生虫的滋生和蔓延，从而导致一些本来已处于控制状态的传染病，如流行性斑疹伤寒等重新流行。

（5）灾区及灾区内外人口流动，可造成地方性疾病传播到未受灾的地区和将各地的地方性传染病带回灾区，或可能造成新的地方病区；人口流动干扰了计划免疫，为依靠免疫控制的疾病流行创造了条件。

4. 自然灾害对传染病生物媒介的影响因素

（1）地震过后，人和动物的尸体、大量食物及其他有机物质的腐败，为蝇类提供易于孳生的条件。生活等污水在地面上的滞留，成为蚊类孳生的环境，使得蚊类密度升高，侵袭人类的机会增加。

（2）灾害条件下，吸血节肢动物侵袭人类的机会增加。蚊类会传播一些少见的传染病如炭疽等。人类在野草较多、腐殖质丰富的地方露宿时，容易遭到恙螨、革螨等的侵袭。在灌木丛地区居住时，蜱类叮咬的机会增加，可能传播如森林脑炎、莱姆病和斑点热等。

（3）地震灾害，使人与动物共患的传染病易于传播；鼠患可能成为重大问题，由鼠传播的疾病发病率可能上升。

二、震后防疫至少三年

医学研究和相关经验表明，灾后可能发生流行和重点控制的疾病主要

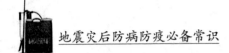

是当地既往已经存在的疾病。汶川大地震发生至今，灾区确实没有大的传染病发生，但这并不意味着没有问题。知名学者认为，震后灾区疫情防控要经历3个阶段，即夏秋季传染病防治阶段、今冬明春传染病防治阶段和全面恢复阶段，为时3～5年。这3个阶段都顺利度过，才可以说实现了"大灾之后无大疫"。在这个漫长的过程中，切忌松懈和麻痹大意。1991年印度发生水灾、地震，次年才暴发鼠疫，应以此为鉴。

历史经验表明，灾后传染病的发生和传播主要与受灾群众临时集中安置点的卫生条件有关。因此，建立健全安置点各项卫生管理机制，从传染病报告、饮用水和饮食、爱国卫生运动、健康教育、计划免疫以及日常监督管理上加大力度，才能真正做到"大灾之后无大疫"。

三、震区防疫工作的组织体系

（一）组织机构

各级抗震救灾指挥部全面领导本地区灾后卫生防疫工作。各级人民政府、各相关部门要成立由主要领导为组长的灾后卫生防疫领导小组；各村成立以村支书（主任）任队长、村医生为技术核心的卫生防疫工作队，建立健全专业指导与群防群治相结合的卫生防疫进村入户长效机制，加强部门协调配合，齐心协力、齐抓共管、全力以赴，共同做好灾后卫生防疫工作。

（二）工作职责

1. 政府相关部门职责

（1）各级政府应急办：负责指挥协调本级灾后防病工作，统一调配应急资源，及时协调解决应急工作中的困难和问题。

（2）政府法制办：指导有关部门依据上级法规并结合本地区实际情况草拟应对灾后重大传染病疫情的规范性文件。

（3）政府监督办：督促相关单位落实抗震救灾指挥部安排部署的各项工作。

（4）监察局：负责对国家机关及其工作人员和国家机关任命的其他人员在灾后防病工作中履行职责的情况实施监察，对调查处理工作进行监督，对谎报、迟报疫情等其他灾后防病工作中失职、渎职等违纪违法行为进行查处，并追究有关责任人的责任，构成犯罪的，移交有关部门依法追究刑事责任。

（5）卫生局：负责制定灾后防病的技术方案；及时上报传染病疫情相关情况，统一组织实施应急医疗救治工作和各项预防控制措施，并进行检查、督导；根据预防控制工作的需要依法提出隔离、封锁有关地区建议；设立卫生应急指挥部，组织开展灾后重大传染病疫情监测、预测、预警工作；组织公共卫生和医疗救护专业人员进行有关防病知识和处理技术的培训；指导实施灾后重大传染病疫情预案和组织应对其他突发事件的医疗救治工作，以及疫情监测、食品卫生、饮用水卫生、环境卫生的监督监测和消毒处理；负责组织开展除"四害"等爱国卫生运动，开展全民健康教育和宣传活动。

（6）环保局：负责组织环境质量监测与环境保护监督执法，维护环境安全；负责调查处理环境污染事件，做好垃圾无害化处理和危险废弃物处理；加强水污染源的排查，切实做好江、河、湖泊、水库等水质的监测，加强对污染企业的监管。

（7）建设局：负责灾民过渡安置点建设中的卫生配套设施的规划建设，要把安置点卫生防疫工作纳入社区化统筹管理，使安置点各项工作逐步实现规范化管理。

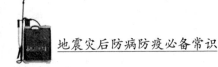
（8）城管局：负责全市生活垃圾、污水和排放物的集中、清运、处理，要加大对本地区特别是重灾区安置点生活垃圾清运力度，做到日产日清。

（9）水务局：负责督促供水企业做好供水安全保障工作，配合做好江、河、湖泊、水库等水质的监测。

（10）畜牧局：负责组织动物疫情的监测、调查、控制、扑灭等工作，加强与人类接触密切的动物相关传染病的监测和管理工作。对废墟清理中发现的畜禽、野生动物、鼠等的尸体应严格实施消毒深埋处理，防止环境污染，并采取有效措施，加强动物免疫、疫病监测和疫情处理。

（11）文体广电新闻出版局、市电视台：负责普及灾后防病知识，正确引导舆论。

（12）教育局：负责组织实施学校和托幼机构中的灾后防病工作，防止灾后重大传染病疫情在学校和托幼机构内发生和发展。做好在校学生、教职工的宣传教育和自我防护工作。

（13）公安局：负责做好犬只管理工作，并依法、及时、妥善地协助处置可能发生的灾后重大传染病疫情。

（14）财政局：负责保证灾后防病经费，做好经费和捐赠资金的监管工作。

（15）林业园林局：负责做好林区灭鼠，组织开展野生动物间相关传染病的监测和调查处理工作，及时提出相关预警信息。

（16）食品药品监管局：负责组织应急疫苗、药品、医疗设备和器械、卫生防护用品的储备和调度，保证应急供应及应急处理药械的质量监督和管理；负责食品药品质量监管，在职责范围内组织开展食品重大事故的查处。

（17）质监局：加强对救灾防病物资的质量监督；负责对生产领域食

品污染引起食物中毒的污染食品进行调查处理。

（18）其他有关部门：根据灾后防病工作的需要和本部门职责，认真做好各级抗震救灾指挥部交办的灾后防病相关工作任务。

2. 镇村职责

（1）对灾害现场进行清理。组织力量清理废墟和妥善处置垃圾、粪便，对新发现的人畜尸体配合进行无害化处理。

（2）组织开展环境消杀灭工作。对安置点及周边环境进行消杀灭工作，对新居住地周边蚊蝇孳生地进行全面消杀灭，按市上统一安排开展灭鼠工作，有效控制病媒生物密度。

（3）饮用水卫生管理。各镇政府牵头对原有水井进行清淘，并寻找新的饮用水源，饮用水源确定后由各村落实专人对其进行管理。

（4）食品卫生管理。对集体食堂或集体供餐进行卫生监督协管，对配送的救灾食品进行卫生安全检查，加强对救灾食品发放管理，杜绝灾民一次性储存过多食品，确保食品新鲜、安全。

（5）建立传染病监测制度。落实专人每日开展传染病监测，发现腹泻、黄疸和发热病人立即报告镇卫生院。

（6）开展健康教育和健康促进活动。利用发放宣传资料、板报、小广播、标语、会议等形式加强健康教育和卫生知识宣传，提高卫生防病知识知晓率和健康行为形成率。

（7）大力开展爱国卫生运动。组织和发动群众开展环境和清洁卫生大扫除，清除人畜粪便和垃圾，清除蚊蝇孳生场所，消除卫生死角，加强对灾民聚集地厕所、垃圾收集点的卫生管理，保持环境卫生整洁。

四、防疫防病知识宣传

地震发生后，灾区的生态环境、灾民的生活卫生设施遭到严重破坏，恶劣的环境和艰苦紧张的抗震避灾生活导致灾民免疫力下降，极易造成传染病爆发流行，要确保大灾之后无大疫，就必须抓好灾后卫生防疫工作。灾区卫生防疫工作的开展，不能完全依赖于防疫人员，要获得长效效果，"为灾区留下一支不走的防疫队"，对灾民的防疫防病知识宣传教育尤为重要。在抗震救灾健康教育工作中，卫生宣传先行，积极配合各种卫生防病干预措施，针对重点，准确及时地开展救灾防病健康教育，对确保大灾之后无大疫做出积极贡献。

（一）建立防疫防病知识宣传组织机构

各级政府成立防疫防病知识宣传领导小组，由卫生、教育等相关部门组成，政府主要领导亲自挂帅，根据本地区灾情形式，宏观分析，负责防疫防病知识宣传的组织、领导和协调，下设防疫防病知识宣传办公室。在各乡（镇）卫生院、各村卫生室成立防疫防病知识宣传办公室，由院长、村书记和医务人员组成，负责防疫防病知识宣传、技术培训等具体的日常工作。普及饮水卫生、食品卫生、粪便管理、常见传染病的防治知识，通过大力开展环境综合治理、食品监督、饮用水消毒工作，对改善灾民居住生活环境，发挥健康促进作用。

学校开展"卫生小宣传员"活动，通过向中小学生传授灾后防病知识宣传，并通过他们将这些知识传播给周围的人，并对周围人的不卫生行为进行监督，以全面提高灾区居民的灾后防病知识并改善健康相关行为，也是提高防疫防病知识覆盖率，增强宣传效果的有效方法。

（二）工作形式

（1）以入户面对面口头宣传教育为主，结合发放宣传材料、张贴宣传画、广播、讲座、黑板报、刷写墙头宣传标语的形式开展健康教育工作。"面对面"、"手把手"的宣教示范，能迅速反馈灾民的卫生需求，准确及时地调整宣教的内容和方法。通过言传身教，让灾民耳闻目睹和学习现场操作，及时学到卫生防病的知识和技能，又能弥补灾民无法看电视、听广播的不足。

（2）选择各村防疫骨干、村医生和中小学生作为同伴教育者，对其进行健康教育培训，在灾民中开展同伴教育。

（3）通过开展"健康村庄、社区及家庭和学校"的试点工作，发挥示范点表率作用，并在辖区中推广。

（4）开展地震灾后心理危机干预。

（三）工作方法

地震灾区作为一个特殊的社区，开展防病健康教育，必须因时因地而宜，充分考虑到灾民受灾的实际情况、文化水准、生活习俗和疫情动态等多方面的因素，把握住准确及时、简洁科学、通俗实用的基本原则，采取多种形式并举、以个别教育为主的方法因灾施教，传播卫生防病知识和技能。

（1）准确及时。要求宣教内容准确及时、针对性强，在灾区疾病尚未发生或刚出现某种疫病的苗头时，及时针对不同的灾区和人群特点，编写或选用适合当前卫生防病的宣教材料，尽快印制并下发到灾民手中。这种灾时防病材料，由于运作及时、更换周期短、好分发、易保存、成本低廉，可大量印发，满足灾民需求，也是健康教育人员对灾民进行面对面教育的宣传资料。

（2）简洁科学。对于众多的卫生防病知识信息要去粗取精、去伪存真、

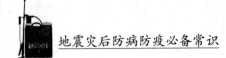

删繁就简，选取知识内容中最具代表特征的东西，如霍乱的"无痛性米泔水样腹泻"和"连续性喷射状呕吐"，痢疾的"里急后重"等症状，预防肠道传染病的"不喝生水"、"饭前便后洗手"等预防方法教给灾民，让他们去鉴别、去诊断，并做出早报告、早隔离、早治疗、早预防的决定，提高自我保护能力。

（3）通俗实用。编制的宣教材料应该适合灾区较低文化层次灾民的需求，让他们一看就懂、一听就明白、一学就会，能及时指导灾民卫生防病的生活实际。尽量避免医疗卫生专业术语或"洋文"，采用一般群众都懂的通俗语言或方言土语，如把"克"（g）、"千克"（kg）换算成两、斤、公斤或一桶水、一担水等。采用方言土语，不仅适应了灾民的心理特点认同感，且经验容易传播，灾民易于接受，传播效果就会更好。在因交通受阻，药物一时供应不上的特殊地段，可宣传就地取材，以"土"为主的防病消毒方法，如用日光、沸水、生石灰、食醋等方法消毒，用大蒜等预防痢疾、腹泻，用绿豆防中暑，供应人丹、清凉油、十滴水等家庭常备药物供灾民选用。

五、药品与应急防疫物资的调剂

由于地震发生突然、破坏性大，灾区的药品与应急防疫物资供应往往在时间、品种、数量上出现脱节。一方面是灾民集中安置点、村卫生所、乡镇卫生院和县市疾控机构对药品和应急防疫物资的需求量在短时间内急剧增大，可能造成供不应求的现象；另一方面是物资补给渠道多元化，需求种类多样化，从理论上讲是好事，但由于缺乏宏观调控，或对灾情估计不充分、经验不足，造成供需矛盾，可能出现急需的不够用，不需要的过剩。面对这些情况，如何做好药品和防疫物资的调剂使用，达到科学合理、快速准确，是做好震后防病防疫工作的重要环节。

（一）成立震区药品与应急防疫物资供应站

以震区县市、乡镇为辖区，组建药品与应急防疫物资供应站，由分管行政领导亲自挂帅，由卫生、发展改革、经贸、食品药品监管、财政等相关部门的负责人组成，归属本地区抗震救灾指挥部领导，负责本辖区所需药品、医疗器材以及防疫等物资的需求动态，计划申报、购买和宏观调控等工作。及时向抗震救灾指挥部汇报物资保障供应进展，以得到职能力量以外的支持。

（二）震后药品和应急防疫物资的主要需求

震后急需的药品和防疫物资主要有四大类：

（1）医疗救治药品及器材。药品又分为急救药品和一般常规药品：急救药品以颅脑、胸腹部、创伤性骨折及复合伤的抢救治疗为主；一般常规药品以抗生素类、抗病毒类等药物为主。器材数量种类较多，主要来源是医疗队自身保障。

（2）消毒杀虫药品及器具。如消毒泡腾片、漂白粉、优氯净、消杀车及各种型号喷雾器等。

（3）水质、食品现场快速检测仪器设备。如余氯检测仪、余氯比色盒、有效氯试纸、快速水质检测仪、食品理化快速检测仪、微生物快速检测仪等。

（4）防护装具。如一次性防护服、防护眼镜、防护口罩、耐酸手套、防化胶鞋等。

震后前期，由于灾区灾情不可估量，各种事态扩大、恶化的程度较大，各级政府为抢救伤员、防止疫情发生，此时的药品和应急防疫物资的消耗急剧升高。为防止供求紧张、供需矛盾，震区药品与应急防疫物资供应站的作用十分重要，通过组织请领、调拨、采购等形式，得到灾区急需

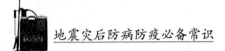

的药品、物资，按照轻重缓急，宏观调控的原则，及时分发，合理储存，保证药品与应急防疫物资的供应畅通。

（三）管理和调剂使用药品物资的基本原则

（1）统筹兼顾。对抗震救灾药品和防疫物资实现统一管理、统筹安排，突出重点、兼顾一般，实行申报审批备案制。

（2）专管专用。抗震救灾药品和防疫物资必须实行专门管理，各级医疗、防疫机构必须指定专人负责，做到专物专用，物尽其用。

（3）及时有效。按照特事特办和急事急办的要求，物资的调配、发放要及时高效。

（4）公开、公正、公平。抗震救灾药品和防疫物资的接收、分配和发放要做到公开透明、"阳光"操作。

（四）药品与防疫物资调剂使用的基本要求

（1）建立健全制度。建立健全物资接收、管理和发放审批登记制度和信息反馈报告制度，要按照规定科学分类管理，及时调拨、发放，大宗物资要坚持集体决策。

（2）详细登记统计。分别建立物资台账、接收发放日报表、物资接收发放回执、审批单。对上级下拨和社会捐赠的抗震救灾物资，要详细登记、统计，建立台账，及时汇总，做到账务清楚明晰。

（3）合理制定计划。根据防疫工作规划和每日物资消耗信息反馈，科学合理制定物资调剂使用计划，准确把握需求，及时发放到位。

（4）加强监督检查。物资的管理调剂要明确责任，确保落实。抗震救灾物资的来源、数量、种类、分配、发放、使用情况，要接受审计监督，并及时向上级反馈报告，做到抗震救灾药品和物资管理使用公开透明。

环境综合篇

一、震后环境清理整治

地震灾害发生，救援队伍和被紧急转移安置的灾区群众，由于居住环境及卫生条件差，极易酿成传染病的发生和流行。为确保大灾之后无大疫，灾区各地必须及时动员群众搞好环境卫生。要组织群众清理室内外环境，整修道路，排除积水，填平坑洼，清理垃圾杂物，铲除杂草，疏通沟渠，排除水井内污泥，修复厕所和其他卫生设施，掩埋禽畜尸体，进行环境消毒。另外，凡是灾区的住户，灾后首先由专人对原住房的质量进行安全检查，确认其牢固性。然后打开门窗，通风换气，清洗家具，清理室内物品，整修家庭厕所，修缮禽畜棚圈，全面清扫室内院落，清除垃圾污物。必要时将房间的墙壁和地面进行消毒，待室内通风干燥、空气清新后方可搬入居住。

二、灾民安置点卫生配套

（一）灾民临时住所卫生要求

（1）必须选择对人体安全有保障的场所或地点，尤其是灾民集中救助

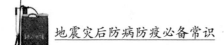

场所的选择，避免次生灾害的发生。临时居所和救灾帐篷要搭建在地势较高、干燥向阳的地带，在周围挖防鼠沟，要保持一定的坡度，以利于浑水和保持地面干燥。床铺应距离地面2尺（1米＝3尺）以上，不要睡地铺，减少人与鼠、蚊等媒介的接触机会。

（2）选用轻质建筑材料、临时住所要能遮风防雨，同时应满足通风换气和夜间照明的要求。夏天要设法降低室温，防止中暑；冬天应注意夜间保暖防寒。

（3）取暖做饭要注意安全，有人看管，防一氧化碳中毒与火灾的发生。

（4）在临时居住地设定临时厕所，禁止随地大小便；设置垃圾、污水收集点；禁止在灾民集中居住场所内饲养畜禽。

（5）注意鼠、蚊、蝇等媒介生物密度，适时进行消杀。

（二）构建临时厕所，强化粪便处理

厕所是人民生活不可缺少的卫生设施，灾害时用的厕所应达到应急性、便利性和实用性的要求，应加强厕所卫生管理，确定专人保洁，及时清掏粪便并进行卫生处理。

（1）修建的临时厕所应能防止粪便污物外溢，不污染周围环境，尤其不能污染水源，不利于蚊蝇孳生。一般厕所要选在地势较高的地方，远离水源至少30米以上。发生肠道传染病的病例或流行时，粪便必须有专人负责进行及时消毒处理。

（2）在灾民临时居住场所，按人口密度合理布局。应急临时厕所模式，可选择粪便与尿液分别收集的措施，尿液及时排放，粪便每日施加生石灰或漂白粉消毒。

（3）尽量利用现有的储粪设施储存粪便，如无储粪设施，可将粪便与泥土混合后泥封堆存，或用塑料膜覆盖，四周挖排水沟以防雨水浸泡、冲刷。

（4）在应急情况下，于适宜的稍高地点挖一圆形土坑，用防水塑料膜作为土地的衬里，把薄膜向坑沿延伸20厘米，用土压住，粪便倒入池内储存，加盖密封，发酵处理。

（5）船上居民的粪便，应使用容器收集后送上岸集中处理，禁止倒入水中，以防止血吸虫等病传播。

（6）在特殊困难情况下，为保护饮用水源，可采用较大容量的塑料桶、木桶等容器收集粪便，装满加盖，送到指定地点暂存，待灾害过后运出处理。

（7）集中治疗的传染病人粪便必须用专用容器收集，然后消毒处理。

（8）散居病人的粪便采用以下方法处理：

①粪便与漂白粉的比为5：1，充分搅和后，集中掩埋；

②粪便内加入等量的石灰粉，搅拌后再集中掩埋。

（三）垃圾和污水的收集与处理

（1）根据灾民聚集点的实际情况，合理布设垃圾收集站点，有专人负责清扫、运输。可用砖砌垃圾池、金属垃圾桶（箱）或塑料垃圾袋收集生活垃圾，做到日产日清。生活污水应定点倾倒。

（2）及时用药物对垃圾站点与污水倾倒处进行消毒杀虫，控制苍蝇孳生。

（3）传染性垃圾必须消毒处理，有条件可采用焚烧法处理。

（4）建筑垃圾应注意堆置场场区及周围环境卫生，必要时视实际需要进行消毒处理。

三、安置点防疫工作要求

（一）防疫工作要求

各安置点组建由村、社区主任为组长，其他有关村、社区干部、居民小组长、镇/村医生为成员的防病工作组，领导安置点卫生防疫工作，应做到分工明确、责任落实、措施到位、不留隐患。工作任务有：

1. 疾病监测

卫生所医生在诊疗或巡诊过程中，发现疑似传染病立即电话报告镇卫生院；对符合症状监测标准的病人及时做好登记，每日下午16时前电话报告镇卫生院；社区干部或居民发现疑似传染病和食物中毒病人，要立即通知卫生所医生前往调查核实。

2. 饮食卫生

做好食品和饮用水卫生工作，在安置点中提倡不喝生水，不加工、出售及食用凉拌菜，不举办群宴；安排专人管理供水设施，教育群众保护好水源。任何人发现饮用水受到污染、出售过期变质食品现象及时报告卫生所医生。

3. 环境卫生

开展环境消杀和保洁工作，每周对厕所、垃圾点和排水沟等重点部位喷洒药物灭蚊灭蝇至少2次，垃圾要做到日产日清，发现积水及时清除。发动群众搞好环境卫生，禁止随地大小便，乱扔垃圾，乱倒污水。按照上级统一安排投放鼠药。

4. 健康教育

大力开展健康教育，在安置点设置宣传栏，发放和宣讲宣传资料，倡导吃熟食、喝开水、勤洗手，有病及时就医等卫生防病常识，做到人人知晓，家家照办。发现村民不讲卫生的行为习惯，要及时进行劝导和纠正。

5. 计划免疫

卫生所要针对安置点及散居村民中的预防接种适龄儿童，建立基本信息数据库并及时更新，配合镇卫生院做好免疫规划的宣传发动工作，通知家长及时带孩子到指定地点按种疫苗，发现接种异常反应及时报告镇卫生院。

6. 爱国卫生运动

大力开展群众性爱国卫生运动，号召群众积极参加义务劳动，整治环境卫生，清除卫生死角，消除鼠害和蚊蝇等病媒生物的危害，切实改善环境卫生状况。要采取有效措施，将爱国卫生运动落实到户，每个家庭、个人都应参加除四害（鼠、蚊、蝇、蟑螂）活动，消除其孳生场所。

（二）安置点食堂卫生要求

（1）安置点食堂的从业人员应进行健康检查和卫生知识培训，取得健康证明后方可上岗；工作时应穿戴工作衣帽，并保持个人卫生，严禁出现有碍食品卫生的行为，如留长指甲、吸烟、面对食品打喷嚏等。

（2）采购食品及原料应向供货方索取卫生许可证、检验合格证或供货凭证。食品贮存库房，不得存放有毒有害物品（如杀鼠杀虫剂、洗涤消毒剂等）及杂物。定期清扫，保持整洁，食品分类、分架、隔墙离地存放。

（3）坚持不购、不售、不加工腐烂变质、有毒有害食物。

（4）加工前检查食品原料质量，各种食品原料在使用前须洗净。

（5）临时安置点食堂加工场所应及时处理垃圾，保持内外环境整洁，

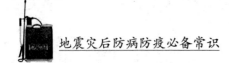

并采取有效措施消除老鼠、蟑螂、苍蝇和其他有害昆虫及其孳生条件，每天必须大扫除一次。

（6）用于原料、半成品、成品的刀、墩等工具、容器须分开使用，定位存放。食品加工、贮存、销售、陈列的各种防护设施、设备及其运送食品的工具，应定期维护；冷藏、冷冻设施应当定期清洗、除臭。

（7）食品要烧熟煮透，加工后的直接入口熟食品要盛放在已经消毒过的容器或餐具内，两小时内必须食用，隔餐隔夜熟制品必须经充分再加热后方可食用。不得加工食用凉拌菜和卤菜。

（8）餐炊具每餐用后应洗净，做到一洗、二刷、三冲洗、四消毒，并放入保洁柜。洗涤、消毒餐饮具所使用的洗涤剂、消毒剂必须符合卫生标准和要求。

（9）发生食物中毒或疑似食物中毒事故时，必须立即向当地疾病预防控制中心、卫生行政执法大队报告，并保留造成或者可能导致食物中毒的食品及其原料、工具、设备和现场，积极配合卫生行政部门开展食物中毒事故调查和处理。

四、常见物品消毒方法

消毒是指用化学、物理和生物的方法杀灭或消除环境中的致病微生物，达到无害化。消毒是传染病防治工作中的重要环节，是切断传播途径的有效措施之一，用以阻断和控制传染的发生。

（一）消毒种类

1. 疫源地消毒

是指对目前存在或曾经存在传染源的地区进行消毒，其目的是杀灭由传染源排到外环境中的病原体。疫源地消毒又可分为两类,一类是终末消毒,当患者痊愈或死亡后,对其居住地进行的最后一次彻底的消毒。除对病人所处环境接触物品和排泄物消毒外,还包括病人治愈后出院前的一次自身消毒或病人死后的尸体消毒处理。另一类是随时消毒,指对传染源的排泄物、分泌物及其污染的物品及时进行消毒处理。

2. 预防性消毒

是指未发现传染源,对可能受到病原体污染的场所、物品和人体所进行的消毒措施。如饮水消毒、餐具消毒、手术室消毒和医务人员手的消毒等。

(二)常用消毒方法

1. 地面、墙壁、门窗

对细菌繁殖体和病毒的污染,用 $0.2\%\sim0.5\%$ 过氧乙酸溶液或 $500\sim1000$ 毫克/升二溴海因溶液或 $1000\sim2000$ 毫克/升有效氯含氯消毒药溶液喷雾。泥土墙吸液量为 $150\sim300$ 毫升/米^2,水泥墙、木板墙、石灰墙为 100 毫升/米^2,对各种墙壁的喷洒消毒药溶液不宜超过其吸液量;地面消毒先由外向内喷雾一次,喷药量为 $200\sim300$ 毫升/米^2,待室内消毒完毕后,再由内向外重复喷雾一次。以上消毒处理,作用时间应不少于 60 分钟。

有芽胞污染时应用 $0.5\%\sim1.0\%$ 过氧乙酸溶液或 30000 毫克/升有效氯含氯消毒药进行喷洒,喷洒量与繁殖体污染时相同,作用时间不少于 120 分钟。

2. 空气

房屋经密闭后,对细菌繁殖体和病毒的污染,每立方米用 15% 过氧乙酸溶液 7 毫升(1 克/米^3),对细菌芽胞的污染用 20 毫升(3 克/米^3),放

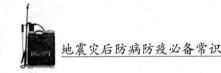

在瓷器或玻璃器皿中加热蒸发，熏蒸 2 小时，即可开门窗通风；或以 2% 过氧乙酸溶液（8 毫升/米^3）气溶胶喷雾消毒，作用 30~60 分钟。

3. 衣服、被褥

被细菌繁殖体或病毒污染时，耐热、耐湿的纺织品可煮沸消毒 30 分钟，或用流通蒸汽消毒 30 分钟，或用 250~500 毫克/升有效氯含氯消毒药浸泡 30 分钟；不耐热的毛衣、毛毯、被褥、化纤尼龙制品等，可采取过氧乙酸熏蒸消毒，将欲消毒衣物悬挂室内（勿堆集一处），密闭门窗，糊好缝隙，每立方米用 15% 过氧乙酸 7 毫升（1 克/米^3），放置瓷器或玻璃容器中，加热熏蒸 1~2 小时。

被细菌芽胞污染时，也可采用过氧乙酸熏蒸消毒。熏蒸消毒方法与被繁殖体污染时相同，用药量为每立方米 15% 过氧乙酸 20 毫升（3 克/米^3）；或将被消毒物品置环氧乙烷消毒柜中，在温度为 54℃，相对湿度为 80% 条件下，用环氧乙烷气体（800 毫克/升）消毒 4~6 小时；或用高压灭菌蒸汽进行消毒。

4. 病人排泄物和呕吐物

稀薄的排泄物或呕吐物，每升可加漂白粉 50 或 20 克/升有效氯含氯消毒药溶液 2000 毫升，搅匀放置 2 小时；无粪的尿液每升加入干漂白粉 5 克或次氯酸钙 1.5 克或 10 克/升有效氯含氯消毒剂溶液 100 毫升混匀放置 2 小时；成形粪便不能用干漂白粉消毒，可用 20% 漂白粉乳剂（含有效氯 5%），或 50 克/升有效氯含氯消毒药溶液 2 份加于 1 份粪便中，混匀后，作用 2 小时。

5. 餐（饮）具

首选煮沸消毒 15~30 分钟，或流通蒸汽消毒 30 分钟，也可用 0.5% 过氧乙酸溶液或 250~500 毫克/升二溴海因溶液或 250~500 毫克/升有效氯含氯消毒药溶液浸泡30分钟后，再用清水洗净。

6. 食物（瓜果、蔬菜等）

可用0.2%～0.5%过氧乙酸溶液浸泡10分钟，或用12毫克/升臭氧水冲洗60～90分钟。病人的剩余饭菜不可再食用，煮沸30分钟，或用20%漂白粉乳剂、50g/L有效氯含氯消毒药溶液浸泡消毒2小时后处理，也可焚烧处理。

7. 盛排泄物、呕吐物容器

可用2%漂白粉澄清液（含有效氯5克/升）、5克/升有效氯含氯消毒药溶液或0.5%过氧乙酸溶液浸泡30分钟，浸泡时，消毒液要漫过容器。

8. 家用物品、家具、玩具

可用0.2%～0.5%过氧乙酸溶液或1～2克/升有效氯含氯消毒药进行浸泡，喷洒或擦洗消毒，布制玩具尽量作焚烧处理。

9. 纸张、书报

可采用过氧乙酸或环氧乙烷气体熏蒸，无应用价值的纸张、书报焚烧。

10. 手、皮肤

用0.5%碘仿（碘伏）溶液（含有效碘5克/升）或0.5%氯己定醇溶液涂擦，作用1～3分钟；也可用75%乙醇或0.1%苯扎溴铵溶液浸泡1～3分钟。必要时用0.2%过氧乙酸溶液浸泡，或用0.2%过氧乙酸棉球、纱布块擦拭。

11. 动物尸体

因鼠疫、炭疽、狂犬病等死亡的动物尸体，一经发现立即深埋或焚烧，并应向死亡动物周围（鼠为30～50厘米，大动物为2米）喷撒漂白粉。

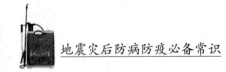

12. 运输工具

车、船内外表面和空间，可用 0.5% 过氧乙酸溶液或 10 克/升有效氯含氯消毒药溶液喷洒至表面湿润，作用 60 分钟；密封空间，可用过氧乙酸溶液熏蒸消毒。对细菌繁殖体的污染，每立方米用 15% 过氧乙酸 7 毫升（1 克/米³）；对细菌芽孢的污染用 20 毫升（3 克/米³）蒸发熏蒸消毒 2 小时；对密闭空间还可用 2% 过氧乙酸进行气溶胶喷雾，用量为 8 毫升/米³，作用 60 分钟。

13. 厕所

粪坑内的粪便可按粪便量的 1/10 加漂白粉，或加其他含氯消毒干粉或溶液（使有效氯作用浓度为 20 克/升），搅匀作用 12～24 小时。

14. 垃圾

可燃物尽量焚烧，也可喷洒 10 克/升有效氯含氯消毒药溶液，作用 60 分钟以上，消毒后深埋。

15. 污水

疫点内的生活污水，应尽量集中在缸、桶中进行消毒。每 10 升污水加入 10 克/升有效氯含氯消毒溶液 10 毫升，或加漂白粉 4 克，混匀后作用 1.5～2 小时，余氯为 4～6 毫克/升时即可排放；疫区内的生活污水，可使用含氯消毒剂进行消毒。消毒静止的污水水体时，应先测定污水的容积，而后按有效氯 80～100 毫克/升的量将消毒药投入污水中，搅拌均匀，作用 1～1.5 小时，检查余氯在 4～6 毫克/升时，即可排放；对流动污水的水体，应做分期截流。在截流后，测污水容量，再按消毒静止污水水体的方法和要求进行消毒与检测，符合要求后放流，再引入并截流新来的污水，如此分期依次进行消毒处理。

五、虫鼠杀灭工作

震后，灾区的环境卫生急剧恶化，特别是夏季高温时，尸体迅速腐化，大量孳生蚊蝇。一般气温在25℃的条件下，苍蝇繁殖一代只需10天左右。调查表明，夏季的垃圾堆放6天后生蛆、7天成蛹，因此，灾区的垃圾必须每周至少清除一次。同时，还必须采取多种消杀措施。在强地震后，瓦砾堆缝隙下极有利于蚊蝇孳生，是喷药消毒的盲区，在高气温条件下，很容易为中毒与传染病的传播创造条件，因此，所采用的消杀方法必须要仔细、深入，同时采用多种方法，不仅要将化学药剂喷涂在瓦砾的表层，还必须仔细地深入到瓦砾的缝隙中。可用飞机大面积进行航空喷药，同时在地面人工背药桶进行局部喷药，个人可用小喷壶仔细进行瓦砾缝隙间的喷药，只要不间断的同时采用这些方式喷药，蚊蝇的孳生是完全可以控制的。

（一）灭　蚊

震后的降雨可形成大量的积水坑、沟，地面积水，各类储水容器、小型积水容器、废轮胎等积水地都利于蚊虫孳生。

（1）尽快填塞。用泥土、石头、橡胶等物填塞或填充水坑、洼地、废弃的池塘和沟渠，防止积水生蚊。

（2）疏通。疏通积水坑、池塘、沼泽，清除各类环境中的各类型小积水，控制大中型水体。

（3）清除和破坏孳生点。对容易孳生蚊虫的小型容器，如罐头盒、瓶子、轮胎，以及各类无用的缸和罐等予以清除和破坏。

（4）排水。在开挖水渠和修建堤防时应注意同时建设排水系统，农业

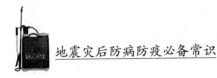
上的排水系统和城市中的污水排放系统是蚊虫的重要孳生场所。

（5）隔离和封闭孳生场所。在储水容器、水井等可能的蚊虫孳生场所，可制作各类合适的盖子，防止蚊虫孳生。

（6）防蚊驱蚊。使用纱门和纱窗；药物浸泡蚊帐；点燃蚊香（或电热蚊香）；用驱蚊剂涂暴露部位。

（二）灭　蝇

地震灾害造成的如下破坏引致蝇类大量孳生：大量家畜、家禽等动物死亡；大量食物、植物腐败；垃圾、粪便不能及时清运、处理。应做好以下处理：

（1）加强对灾后环境治理，清理垃圾、人畜尸体，建集中式厕所，减少孳生场所。

（2）加强防蝇措施，保护食品安全。

（3）重点控制、处理孳生地，用化学杀虫剂控制粪便、垃圾和人畜尸体等蝇类孳生场所。

（4）加强防护，减少蝇类与人的接触。

（三）灭　鼠

地震灾害发生对鼠类生存是一个巨大的威胁，鼠类栖息场所被地震灾害毁坏前，鼠类向安全地如高坡、堤坝等迁移和集中，这些安全地又是当时灾民密集居住地，不管野鼠与家鼠都向安全地迁移，在有限的安全地带，聚集了四面八方的家鼠与野鼠，势必形成该处鼠类绝对数量的增多，鼠密度呈数倍至数十倍升高，与灾民混杂在一起，为鼠媒疾病的发生与传播创造了有利的机会。地震灾害发生后，幸存的鼠类因原有巢穴被毁坏，集中迁移到安全地后一时无处栖息，多数潜入居民居住的房屋、庵棚、帐篷内的杂物下藏身。高坡、堤坝等避灾场所鼠食来源匮乏，鼠类对人类的依赖性程度大大增加。当鼠密度增高、野鼠与家鼠混居使鼠类间的接触密切、人鼠接触机会增加、人群抵抗力低下之时，钩端螺旋体病、流行性出血热、斑疹伤寒，鼠疫等鼠媒传染性疾病爆发流行的风险就大大增加，所以，必须开展鼠类控制工作。

1. 灾区灭鼠的原则

（1）因地制宜。各地条件不同，受灾过程有异，只有针对具体情况提出对策，才能奏效。

（2）综合治理。要防灭结合，注意治本，充分发挥各种方法和长处，互相补充。

（3）确保安全。要比平时更加重视人畜安全，防止环境受到污染，不留后患。

2. 鼠类控制方法

（1）防鼠措施——防鼠工作应从规划和整治环境入手。临时聚居地应统一规划，道路管理得当，临时住处整齐，禽畜圈养有序，杂物堆放成行并尽可能离地。食品妥善保存，尽量用防鼠容器存粮，大型粮库和集中居住场所，必要时可挖防鼠沟，沟深1米，宽0.6米，沟底每隔20～30米或每个拐角处，埋直径0.6米的水缸，沟底平缸口，随时检查处理掉入缸内的老鼠。搞好环境卫生，铲除杂草，及时消灭窜出的老鼠，发现鼠洞立即堵塞。返家时应注意检查所带物品，避免夹带老鼠；返家后要彻底搞好室内卫生，检查有无新鲜鼠洞，一旦发现应及时灭鼠并严密堵洞。在修理旧房或重建新居时，应全面规划，改善卫生条件，减小门、窗与框的空隙，一般不超过0.5厘米；用水泥或三合土硬化室内地面，尽量增设30厘米高的墙裙。管道和电线等的穿墙孔，设置铁皮挡鼠板，管道和电线从板中央

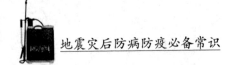

小孔通过。禽舍畜圈离开住宅，厕所考虑防蝇防鼠。

（2）物理灭鼠——地震灾害发生后的灭鼠要多用器械。灭鼠器械主要是鼠笼、鼠夹粘鼠胶等，此时还可用水或泥浆灌洞等民间方法灭鼠。注意灾区内绝不能使用电子猫，更不能自拉电网捕鼠。

（3）毒饵灭鼠——慎用！当鼠密度很高，人群受到鼠源疾病严重威胁时，应在严密组织、充分宣传的基础上，选用安全合法的灭鼠毒饵，开展全面的灭鼠工作。投放毒饵的要求：

①毒饵的投放要做到全面防治，不要遗漏任何地带，造成防治上的盲区。

②投放的毒饵量要充足，使鼠群内各个体都有机会取食到致死量的毒饵。

③在布药防治时要做到投放的毒饵量不见消耗为止。

④投放毒饵的位置要适当，要投放在有效位置上，使鼠容易遇到毒饵，如投放在鼠洞、鼠路、出入口、转角等，同时投放位置要尽量选择干净干爽隐蔽的地方。

⑤15天后测定鼠密度，进行评价，如达不到预期效果，则要继续处理，特殊场所可以更换毒饵处理。

注意事项：投饵工作由受过培训的灭鼠员承担，确保人畜安全；灭鼠时要加强宣传，管好禽畜，保藏好食品，照看好小孩；毒饵必须有警告色，投饵点应有醒目标记，投饵结束应收集剩饵；投毒后及时搜寻死鼠，焚烧或在适当地点深埋；为避免鼠死后，受到虫类叮咬，最好在灭鼠同时，在居住区喷洒杀虫剂；要做好中毒急救的准备。

3. 鼠情监测

残存鼠有较强的生命力和繁殖力，大面积上的低密度为它们提供了更宽裕的生存条件，而鼠类从临时栖息地的扩散，再次增加了鼠间接触和病原的交换。所以，应该做好鼠情、疫情监测，注意鼠类携带病原的动态变化，发现异常立即采取灭鼠防鼠措施，常使用鼠夹、鼠笼法调查鼠密度，捕获率超过10%时，应该组织全面灭鼠。

六、遇难者尸体处理

自然灾害遇难者的尸体一般不会引起传染病的流行，但应认真做好人与动物尸体的卫生处理。大量尸体的处理不应采用焚烧方法，以防污染大气和防止周围人群的吸入中毒；对少数患甲、乙类传染病人的尸体，可以在彻底消毒后用尸袋密封后，运至开阔地焚烧。必须注意，工作人员应在焚烧点的上风侧，避免吸入中毒。另外，世界卫生组织（World Health Organization，简称WHO）建议，可用石蜡浸泡尸体后，就地焚化，以免疫情扩散。

1. 尸体处理的一般要求

对逝者处理时必须给予充分尊重的原则，及时就地清理和尽快掩埋处理的原则，必须需要辨明身份而不能马上处理者，存放时间应尽量缩短。

2. 尸体暂时存放地的要求

存放时间在平均气温低于20℃的情况下，自然存放不宜超过4天；放入存尸袋的可适当延长存放时间，但应在尸体上下洒盖漂白粉，降低尸体腐败的速度，减少异味；尸体出现高度腐烂时应及时进行火化或掩埋处理。条件许可的情况下宜集中存放，便于管理。存放地点应远离水源、避开人员活动区，避开低洼地。

3. 尸体包裹要求

首选统一制作的裹尸袋，可因地制宜选用逝者生前使用的被褥等进行包裹，尸体的包裹要尽量严紧结实；在尸体高度腐烂时在裹尸袋内要加棉织物吸收液体，并适当喷洒漂白粉或其他消毒除臭剂；对轻度腐烂的一般性尸体，无须进行消毒除臭处理，为减轻周围环境的臭度，在尸体周围环境可适当喷洒消毒除臭剂。

4．尸体的运输要求

要求有专门的尸体运输车辆；尸体装车前要在车厢里衬垫液体吸收物，液体吸收物清除前需对液体吸收物与车厢用漂白粉等进行消毒处理；进行尸体运输尽量选择人群较少的路线。

5．尸体的掩埋要求

火化处理场可运行，有条件进行火化处理的应为首选方法；对甲乙类传染病死亡者，应做彻底消毒后，以最快速度运出火化或者2米以下深埋；对高度腐烂的尸体应进行消毒除臭处理；尸体埋葬的场所应由当地政府指定，不得随意乱埋；选用土葬，应尽可能选择2米以下深埋的方式，埋葬人数集中量大时或有特殊原因不能选择深埋方法时，如为避免对地下水的污染等，经现场卫生专家集体决定可选用浅埋（1米）的方法。在城镇、村外选择好埋尸地点，在便于运输又不影响城貌、村容的地点选择尸体掩埋地，应选择土壤结构结实、地下水位低的场所；掩埋场所还应选择地势较高的地点，埋葬地点必须远离水源地，尽量选择人口密集区的下风向。

6．尸体清理工作人员防护要求

一般尸体的清理，运输人员需要一定的防护意识和卫生防护设备。

尸体腐化分解后产生气体物质（如硫化氢、氨、甲烷、二氧化碳等）和液体物质（如硫醇、尸胺、腐胺、粪臭素及水等），其中的多胺类化合物总称为尸碱（包括尸胺、腐胺、神经碱等），可致人体中毒。在清理大量尸体时，可能接触多量的硫醇、尸胺之类的物质，所以应除恶臭，可戴用活性炭过滤的防毒口罩。接触尸体要戴医用防护口罩、穿着工作服、戴手套、穿胶鞋，尽量避免意外擦伤，以免沾有细菌毒素引起中毒；出现外伤时需要及时进行医疗处理；应注意个人卫生，进行清理尸体操作后及饭前必须认真洗手；进行尸体清理工作的人员，为防厌氧创伤感染（如破伤风、气性坏疽等），必要时可进行接种免疫血清。另外，可以用石灰水、黑色草木灰吸附尸体的含臭物质，也可用1%的二氧化锰与木屑混合吸附硫化氢的臭气，还可喷洒3%~5%的来苏尔。实践表明，效果最好的是次氯酸钙、氢氧化钙和漂白粉混合喷洒，能很快除臭与消毒。

7. 病人尸体

对鼠疫、霍乱和炭疽病人的尸体用0.5%过氧乙酸溶液浸湿的布单严密包裹，口、鼻、耳、肛门、阴道要用浸过0.5%过氧乙酸的棉球堵塞后尽快火化。土葬时，应远离水源50米以上，棺木应在距地面2米以下深埋，棺内尸体两侧及底部铺垫厚达3~5厘米漂白粉，棺外底部铺垫厚3~5厘米漂白粉。

七、应急物品的利用

地震灾害发生后，房屋倒塌，各种生产资料的储备和供应受到极大的破坏，加上道路交通瘫痪，外来物资供应受阻；在灾难开始，政府尚未采取救援措施前期，发挥自我主观能动性，利用现有材料和条件，开展自救互救非常重要。

（一）简易房（帐篷）的搭建

房屋倒塌，重建居住场所是首先考虑的问题。抗震棚一般需要塑料布、尼龙薄膜、亚麻布、油纸或被单等材料。下面介绍几种夏季和冬季都能使用的简易帐篷的搭盖方法。

（1）将倒塌房屋的梁、柱子等木质材料取下，筑起方便搭建又稳固的窝棚或房式结构，用塑料纸、彩条布、篷布等能防雨、挡风的材料，铺设在顶部和四周。

（2）用一个大床作为基础，四条腿上固定几根木杆（钢筋棍、竹竿也可），木杆顶部搭横棍，附上塑料布即可。比如一个上下双层床铺，附上塑料布就是一个天然的防震棚。

（3）利用桩子或树木，将被单等用带子和绳子拉起来，被单的下方用石头等压住。如果没有被单和塑料布等物品，也可收集一些树木枝叶用同样方法搭一个简单帐篷。有时只需搭一面即可。

搭建简易帐篷的方法很多，基本原则是：防雨雪，挡风寒，因地制宜，就地取材，能基本满足应急生活需要。除了上述类型外，还有地上式、半地下式、窝棚式等。总之，要尽量做到轻、矮，使之能抵抗强烈地震的破坏。

（二）制式帐篷的利用

随着灾区救援工作的进行，政府、社会救援的物资陆续到位，制式帐篷的使用成为灾区人民最需要的生活物品。在灾区帐篷利用率很高，一般作为生活居住、医疗救护、学校教室使用，有时由于人民缺乏搭建帐篷的经验，在搭建或使用上出现一些问题，比如生活居住帐篷经不起大风的吹刮，医疗救护帐篷经不起直升飞机螺旋桨的风力等等。为防止次生灾害的发生，在搭建上要注意以下事项：

（1）帐篷搭建在地面平整的地方，铁钳45度角入地，不松动；支杆垂直地面，不下沉；加固的绳子要拉紧，四角对称，起到稳固的作用。

（2）铲除帐篷内外的杂草，防止蚊虫孳生；地面用砖头或塑料布铺设，利于隔寒防潮。

（3）帐篷四周下垂布用沙土培盖，防止刮风掀起和鼠、蛇进入；同时在帐篷四周挖排水沟，以免雨水流入帐篷内，同时将雨水引出生活区域。

（三）搭建防震棚需注意以下事项

（1）棚舍搭建的场地要开阔，农村要避开危崖、陡坎、河滩等地，城市要避开高楼群和次生灾害源区，不要建在危楼、烟囱、水塔、高压线附近，也不要建在阻碍交通的道口及公共场所周围，以确保道路畅通。

（2）在防震棚中要注意管好照明灯火、炉火和电源，留好防火道，以防火灾和煤气中毒。

（3）防震棚顶部不要压砖头、石头或其他重物，以免掉落砸伤人。

（四）帐篷内外的卫生要求

（1）要在空旷、干燥，远离山坡和河流的场所安营扎寨。住所应选择在安全、地势较高、背风、向阳和用水方便的地点，并还有一定的坡度，以便于排水和保持地面干燥；应尽量选用轻质建筑材料，棚子顶上不要压砖头、石块或其他重物，以防棚子倒塌伤人；要设法填平住所周围的坑洼，清除杂草，排除积水，四周应挖排水沟；临时住室能遮风挡雨，同时应满足通风换气和夜间照明的要求；地面撒些石灰吸湿，尽量用钢丝床或用木板、门板垫高作铺，不要直接睡在地面上。

（2）临时厕所和垃圾堆要避开水源，远离住房，设在住所的下风向30米以外。应注意个人卫生和集体卫生，不要随地大小便和乱丢垃圾，更不能在河床和帐篷里大小便。

（3）发动群众大搞环境卫生。要组织群众，划片包干，实行卫生区域责任制，如及时清理帐篷和简易房子内外的杂物；清除垃圾，做到垃圾袋装化，防止垃圾滞存、污水淤积；清理室内外的破罐、空瓶、罐头盒等类似杂物，防止积存雨水、脏水。

（4）灾后极易造成环境卫生的恶化，导致传染病的迅速传播。应定期对帐篷和简易的房子内外进行彻底消毒，环境消毒应由卫生防疫人员确定具体的范围和方法。

（5）夏季天气炎热，露宿在帐篷或临时搭起的棚子里必须注意预防中暑，注意通风；冬春季注意防寒隔潮。

八、学校卫生防疫措施

（一）加强对震后易发传染病的监控

震后由于洁净饮用水和食物供应受到影响，周边生态环境和卫生环境受到破坏，学校复课后饮水、食堂、住宿、厕所等卫生设施简陋，要高度警惕以下4类学校易发传染病的流行：

（1）肠道传染疾病。主要是通过摄入了受到污染的水、食物等导致，如霍乱、甲肝、伤寒、痢疾、感染性腹泻、肠炎、手足口病等。

（2）呼吸道传染疾病。地震后人员聚集程度高，流动性大，生活空间狭小，相互之间接触频繁，容易导致麻疹、风疹、流脑、流感等呼吸道感染疾病。

（3）急性出血性结膜炎，俗称"红眼病"。地震后人员接触频繁，原有的生活规律被打乱，特别灾区缺乏清洁用水，如几个人共用一盆洗脸水或共用一条毛巾等，极易引发红眼病的暴发。

（4）虫媒传染病。如乙脑、黑热病、疟疾等。

另外，人畜共患病和自然疫源性疾病，如鼠疫、流行性出血热、炭疽、狂犬病等；经皮肤破损引起的传染病，如破伤风、钩端螺旋体病等；食品、粮食受潮霉变、腐败变质，存在发生食物中毒的潜在危险；水源和供水设施破坏和污染，存在饮水安全隐患问题也应高度关注。教育行政部门和学校应及时了解或通报灾区的传染病情况。

（二）做好传染病和群体性食物中毒监测和信息上报工作

学校要主动做好传染病和群体性食物中毒监测工作，并主动配合当地卫生部门定期到学校进行指导。切实做好学生晨检、住校生管理、因病缺勤登记随访工作，如发现以下情况，应快速反应，由专人以最快捷的通讯方式（电话、传真等）向当地疾病预防控制机构（农村学校向乡镇卫生院防保组）报告；同时，向当地教育行政部门报告，当地教育行政部门接到报告后应立即逐级上报。

（1）在同一宿舍或者同一班级，1天内有3例或连续3天内有多个学生（5例以上）患病，并有相似症状（如发热、皮疹、腹泻、呕吐、黄疸等）或有共同用餐、饮水史时，学校疫情报告人应当在24小时内报出相关信息。

（2）个别学生出现不明原因的高热、呼吸急促或剧烈呕吐、腹泻等症状时，学校疫情报告人应当在24小时内报出相关信息。

（3）当学校和托幼机构发现传染病或疑似传染病病人时，学校疫情报告人应当立即报出相关信息。

（4）学校发生群体性不明原因疾病或者其他突发公共卫生事件时，学校疫情报告人应当在24小时内报出相关信息。

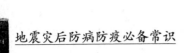

（三）传染病和群体性食物中毒发生后的处置

学校一旦出现传染病和群体性食物中毒事件，教育行政部门和学校应在当地政府的统一指挥下，配合疾控部门和医疗部门做好本校及周边学校的传染病防控、患病学生隔离转送救治工作。学校应按有关部门的要求保护好现场，配合开展流行病学及中毒原因调查，做好校园环境消杀工作。教育行政部门和学校要做好事发学校师生和家长情绪稳定工作，维持正常的教育教学秩序。

（四）成立学校卫生防疫与食品饮水卫生安全工作领导小组

学校应按要求成立"学校卫生防疫与食品饮水卫生安全工作领导小组"，按照震后疾病防控工作的要求，建立健全灾后学校卫生防疫与食品饮水卫生安全工作制度，指定专人负责学校传染病防控、食品饮水卫生安全工作，负责每天对全校学生出勤、健康状况巡查，切实做到任务明确，责任到岗，工作到位。落实24小时值班制度，对本地本校传染病防控、食品饮水卫生安全工作情况每天实行"零报告"。具体要求：

1. 饮水卫生是预防肠道传染病的关键

灾区学校应为师生提供开水、符合卫生标准的桶装瓶装水。学校供水应尽可能使用市政供水；使用非市政供水学校采用消毒剂灭菌对饮水进行消毒，应参阅使用说明书进行规范操作：加入消毒剂后，放置30分钟，检验水中余氯应达到0.7毫克/升，如未达到此值，说明投加量不足，但也不能过量加入，以免产生强烈刺激性气味；使用井水和二次供水的学校，要请当地疾控部门对水源水质卫生状况进行监测，发现问题，及时处置。

2. 食品卫生安全是预防肠道传染病和食物中毒的重要内容

学校要主动配合当地卫生监督部门对学校简易食堂的监督指导，要加强食堂三防设施配置，监控从业人员健康状况，保持从业人员相对稳定。食品加工应切实做到生熟分开，现吃现做，做后尽快食用；所有加工食品应烧熟煮透，剩饭菜一定要在食用前单独重新加热；存放时间不明的食物不要直接食用；禁止制作出售凉拌菜。食堂内外环境必须每天进行清洁消毒，食堂内操作间、操作台面、配餐间必须保持清洁，每餐后用84消毒液擦洗，配餐间必须按规定安装紫外线消毒灯，并于售饭前定时消毒；食堂餐用具（尤其是共用餐具）必须每天消毒，通常使用高温消毒（蒸气、煮沸5~10分钟即可）；食堂外环境用奋斗呐或其他高效低毒杀虫剂进行消杀，每周2~3次；消除食堂周边苍蝇、蚊子。

3. 做好校园环境清洁消毒

各级教育行政部门和学校要组织动员广大师生搞好环境卫生，做到清理污染不留死角、环境消毒不留空白，尤其是平板房和帐篷学校教室、师生集体宿舍必须每天用含氯消毒剂清洁消毒。帐篷学校、临时学校必须按每50~100人建一个临时厕所或流动厕所，设置垃圾、生活污水收集点。修建临时厕所应防止粪便污物外溢，不污染周围环境，尤其不能污染水源；临时厕所、流动厕所的粪便应每日施加生石灰或漂白粉进行无害化处理，按环卫部门的要求将粪便运至统一收集处理点进行统一处理。同时，学校应重点加强污水排放沟、垃圾堆放点、厕所等重点区域的消杀灭工作，消除蚊蝇孳生环境，并认真组织开展除"四害"工作。学校人群集中的场所（教室、寝室、礼堂、食堂、图书馆、计算机房等）须保持清洁，开窗保持空气流通，定期消毒。洗手间应备肥皂，不设公用毛巾。

4. 培养师生良好的个人卫生习惯

要求学生饮用开水，不喝生水，不吃生冷、不洁食物及野生瓜果，不食用病死禽畜，不随地吐痰、便溺，不乱扔垃圾，勤洗手、勤通风、勤晒

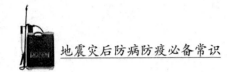

衣被等，把救灾防病的各项措施落实到师生自觉的行动中去。

5. 加强健康教育

学校要充分利用各种宣传形式，编写通俗易懂的健康教育资料，对广大师生进行广泛的灾后食品饮水卫生、环境卫生、传染病防治知识宣传教育，重点宣传灾害自救、夏季肠道传染病防治知识，提高广大师生传染病防控的自我防护能力。

（五）配合做好预防接种和应急接种工作

应认真按照地震灾后预防接种的要求，积极做好宣传、组织工作，主动配合当地卫生疾控部门对适龄儿童青少年进行甲肝、乙脑等疫苗的群体性预防接种及出现疫情后的应急接种工作。

（六）震后学校爱国卫生与健康教育

1. 大力开展爱国卫生运动

讲究环境和个人卫生，是灾后防病最基本也是最有效的办法，是建立灾后防病长效机制的治本之策。要大力开展以除害灭病为中心的爱国卫生运动，重点搞好水源卫生、厨房卫生、环境卫生和个人卫生，清除废墟，改造环境。发动群众采用多种方法消灭蚊蝇和老鼠，检查群众染虱情况，发现生虱者应进行全家同时灭虱。在开展爱国卫生运动取得成绩的基础上，逐步建立和恢复各项生活卫生制度，使人人养成良好的卫生习惯。

2. 做好广大师生卫生防病健康教育

地震发生后集中安置点的卫生设施简陋，人口密集，极易引发一些传染病并迅速蔓延。因此，要利用一切可以利用的宣传手段和传播媒介，结合灾区的实际情况，因地制宜地把简便易行的各种防治措施和卫生知识教给群众，提高灾区群众的自我预防疾病的能力，减少疾病，保护灾区群众的身心健康。学校人群集中，人群来之千家万户，与社会接触面广，广大师生可以起到宣传员的作用，同时他们有着集体共餐、就寝和生活学习的特点，震后生活、居住环境发生突变，亲人伤亡的悲痛心情等因素的影响，很容易造成心身健康发生变化，所以，加强学校卫生防病工作绝不放松。可以运用广播、发宣传单、挂横幅、张贴标语等，利用一切渠道将宣传健康知识覆盖学校，资料到人，在学校等重点人群中开展培训活动，并积极争取卫生监督所、各级各类医疗卫生单位和当地政府的支持，共同做好震后健康教育工作。

饮食饮水篇

一、把好"病从口入"关

地震发生后，灾区人群对病菌的抵抗力下降，另外由于大量房屋倒塌，下水道堵塞，造成垃圾遍地，污水流溢；再加上畜禽尸体腐烂变臭，使得尸体以及伤口成为病菌生长繁殖的理想场所，痢疾、肠炎、肝炎、伤寒等传染病很容易发生和流行，因此，在震后救灾工作中，认真搞好卫生防病非常重要。预防肠道传染病的最主要措施，就是搞好水源卫生、食品卫生，管理好垃圾、粪便。一是饮用水源要设专人保护。水井要清掏和消毒，饮水时，最好先进行净化、消毒，要创造条件喝开水。二是搞好食品卫生。要派专人对救灾食品的储存、运输和分发进行监督，救灾食品、挖掘出的食品应检验合格后再食用；对机关食堂、营业性饮食店要加强检查和监督，督促做好防蝇、餐具消毒等工作。三是管好厕所和垃圾。震后因厕所倒塌，人们大小便无固定地点，垃圾与废墟分不清，蚊蝇孳生严重，所以震后应有计划地修建简易防蝇厕所，固定地点堆放垃圾，并组织清洁队按时清掏，运到指定地点统一处理。

二、预防食物中毒

（一）食物中毒的特点

凡是由于经口进食正常数量"可食状态"的含有致病菌、生物性或化学性毒物以及植物天然毒素食物而引起的、以急性感染或中毒为主要临床特征的疾病，统称为食物中毒。不包括已知的传染病、寄生虫病、人畜共患性疾病、食物过敏和暴饮暴食所引起的急性胃肠炎等食源性疾病。食物中毒主要有以下特点：

（1）潜伏期短、来势急剧、短时间内可能有多数人同时发病。

（2）所有病人都有类似的临床表现，多为急性胃肠炎症状。

（3）病人在近期内都食用过同样食物，发病范围局限在食用该种有毒食物的人群。

（4）一旦停止食用这种食物，发病立即停止。

（5）人与人之间不直接传染，发病曲线呈现突然上升又突然下降的趋势，一般无传染病流行时的余波。

（6）除化学性食物中毒外，其他种类的食物中毒的发生一般都有明显的季节性，如细菌性食物中毒多发在夏秋季节。

（7）有些食物中毒的发生具有地区性。

（二）食物中毒的分类

1. 细菌性食物中毒

细菌性食物中毒是指进食含有细菌或细菌毒素的食物而引起的食物中毒。在各类食物中毒中，细菌性食物中毒最多见，其中又以沙门氏菌、金

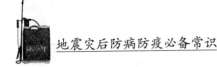

黄色葡萄球菌最为常见，其次为蜡样芽胞杆菌。细菌性食物中毒发病率较高而病死率较低，多发生在气候炎热的季节。以下是几种常见细菌性食物中毒的特点：

（1）沙门氏菌食物中毒——沙门氏菌常存在于被感染的动物及其粪便中，进食受到沙门氏菌污染的禽、肉、蛋、鱼、奶类及其制品即可导致食物中毒。一般在进食后12～36小时出现症状，主要有腹痛、呕吐、腹泻、发热等，一般病程3～4天。

（2）金黄色葡萄球菌食物中毒——金黄色葡萄球菌存在于人或动物的化脓性病灶中，进食受到金黄色葡萄球菌污染的奶类、蛋及蛋制品、糕点、熟肉类即可导致食物中毒。一般在进食后1～6小时出现症状，主要有恶心、剧烈的呕吐（严重者呈喷射状）、腹痛、腹泻等，一般在1～3天痊愈，很少死亡。

（3）蜡样芽孢杆菌食物中毒——蜡样芽孢杆菌主要存在于土壤、空气、尘埃、昆虫中，进食受到蜡样芽孢杆菌污染的剩米饭、剩菜、凉拌菜、奶、肉、豆制品即可导致食物中毒。呕吐型中毒一般在进食后1～5小时出现症状，主要有恶心、呕吐、腹痛；腹泻型中毒一般在进食后8～16小时出现症状，主要有腹痛、腹泻，预后较好。

细菌性食物中毒的预防措施：

（1）严格食品的采购关。禁止采购腐败变质、油脂酸败、霉变、生虫、污秽不洁、混有异物或者其他感官性状异常的食品以及未经兽医卫生检验或者检验不合格的肉类（包括病死牲畜肉）及其制品。

（2）注意食品的贮藏卫生，防止尘土、昆虫、鼠类等动物及其他不洁物污染食品。

（3）食堂从业人员每年必须进行健康检查。凡患有痢疾、伤寒、病毒性肝炎等消化道疾病（包括病原携带者）、活动性肺结核、化脓性或者渗出性皮肤病以及其他有碍食品卫生的疾病的，不得从事接触直接入口食品的工作。

（4）食堂从业人员有皮肤溃破、外伤、感染、腹泻症状等不要带病加工食品。

（5）食堂从业人员工作前、处理食品原料后、便后用肥皂及流动清水洗手。

（6）加工食品的工具、容器等要做到生熟分开，加工后的熟制品应当与食品原料或半成品分开存放，半成品应当与食品原料分开存放。

（7）加工食品必须做到烧熟熟透，需要熟制加工的大块食品，其中心温度不低于70℃。

（8）剩余食品必须冷藏，冷藏时间不得超过24小时，在确认没有变质的情况下，必须经高温彻底加热后，方可食用。

（9）带奶油的糕点及其他奶制品要低温保藏。

（10）储存食品要在5℃以下，若做到避光、断氧，效果更佳，生、熟食品分开储存。

2. 化学性食物中毒

化学性食物中毒是指误食有毒化学物质，如鼠药、农药、亚硝酸盐等，或食入被其污染的食物而引起的中毒，发病率和病死率均比较高。

（1）毒鼠强中毒——毒鼠强毒性极大，对人致死量5～12毫克，一般在误食10～30分钟后出现中毒症状。轻度中毒表现为头痛、头晕、乏力、恶心、呕吐、口唇麻木、酒醉感，重度中毒表现为突然晕倒，癫痫样大发作，发作时全身抽搐、口吐白沫、小便失禁、意识丧失。

（2）亚硝酸盐中毒——亚硝酸盐俗称"工业用盐"，摄入亚硝酸盐

0.2~0.5克就可以引起食物中毒，3克可导致死亡。发病急，中毒表现为口唇、舌尖、指尖青紫等缺氧症状，重者眼结膜、面部及全身皮肤青紫，自觉症状有头晕、头痛、无力、心率快等。

化学性食物中毒的预防措施：

（1）严禁食品贮存场所存放有毒、有害物品及个人生活物品，鼠药、农药等有毒化学物要标签明显，存放在专门场所并上锁。

（2）不随便使用来源不明的食品或容器。

（3）蔬菜加工前要用清水浸泡5~10分钟后，再用清水反复冲洗，一般要洗三遍，温水效果更好，水果宜洗净后削皮食用。

（4）手接触化学物后要彻底洗手。

（5）加强亚硝酸盐的保管，避免误作食盐或碱面食用。

（6）苦井水勿用于煮粥，尤其勿存放过夜。

（7）食堂应建立严格的安全保卫措施。严禁非食堂工作人员随意进入学校食堂的食品加工操作间及食品原料存放间，厨房、食品加工间和仓库要经常上锁，防止坏人投毒。

3. 有毒动植物中毒

有毒动植物中毒是指误食有毒动植物或摄入因加工、烹调方法不当未除去有毒成分的动植物食物引起的中毒。发病率较高，病死率因动植物种类而异。近几年学校常见的集体有毒动植物中毒有四季豆中毒、生豆浆中毒、发芽马铃薯中毒等，因学生误食有毒动植物导致的中毒有河豚中毒、毒蕈中毒、蓖麻籽中毒、马桑果中毒等。

（1）四季豆中毒——未熟四季豆含有的皂甙和植物血凝素可对人体造成危害，如进食未烧透的四季豆可导致中毒。一般在进食未烧透的四季豆后1~5小时出现症状，主要恶心、呕吐、胸闷、心慌、出冷汗、手脚发冷、四肢麻木、畏寒等，一般病程短，恢复快，预后良好。烹调时应先将四季豆放入开水中烫煮10分钟以上再炒。

（2）生豆浆中毒——生大豆中含有一种胰蛋白酶抑制剂，进入机体后抑制体内胰蛋白酶的正常活性，并对胃肠有刺激作用，进食后0.5~1小时出现症状，主要有恶心、呕吐、腹痛、腹胀和腹泻等，一般无须治疗，很快可以自愈。应将豆浆彻底煮开后饮用，生豆浆烧煮时将上涌泡沫除净，煮沸后再以文火维持煮沸5分钟左右。

（3）发芽马铃薯中毒——马铃薯发芽或部分变绿时，其中的龙葵碱大量增加，烹调时又未能去除或破坏掉龙葵碱，食后发生中毒，尤其是春末夏初季节多发。一般在进食后10分钟至数小时出现症状，先有咽喉抓痒感及灼烧感，上腹部灼烧感或疼痛，其后出现胃肠炎症状，剧烈呕吐、腹泻。此外，还可出现头晕、头痛、轻度意识障碍、呼吸困难，重者可因心脏衰竭、呼吸中枢麻痹死亡。

马铃薯应低温贮藏，避免阳光照射，防止生芽；不吃生芽过多、黑绿色皮的马铃薯；生芽较少的马铃薯应彻底挖去芽的芽眼，并将芽眼周围的皮削掉一部分，这种马铃薯不易炒吃，应煮、炖、红烧，烹调时加醋，可加速破坏龙葵碱。

（4）河豚中毒——河豚鱼的某些脏器及组织中均含河豚毒素，其毒性稳定，经炒煮、盐制和日晒等均不能被破坏。误食后10分钟至3小时出现症状，主要表现为感觉障碍、瘫痪、呼吸衰竭等，死亡率高。应加强宣传教育，防止误食。

（5）毒蕈（有毒蘑菇）中毒——我国有可食蕈300余种，毒蕈80多种，其中含剧毒素的有10多种，常因误食而中毒，夏秋阴雨季节多发。一般在误食后0.5~6小时出现症状，胃肠炎型中毒主要表现为恶心、剧烈呕吐、腹痛、腹泻等，病程短，预后良好；神经精神型中毒主要症状有幻觉、狂笑、手舞足蹈、行动不稳等，也可有多汗、流涎、脉缓、瞳孔缩小等，病程短，无后遗症；溶血型中毒发病 3～4 天出现黄疸、血尿、肝脾肿大等溶血症状，死亡率高，应防止误食。

（6）蓖麻籽中毒——蓖麻籽含蓖麻毒素、蓖麻碱和蓖麻血凝素 3 种毒素，以蓖麻毒素毒性最强，1 毫克蓖麻毒素或 160 毫克蓖麻碱可致成人死亡，儿童生食 1～2 粒蓖麻籽可致死，成人生食 3～12 粒可导致严重中毒或死亡。食用蓖麻籽的中毒症状为恶心、呕吐、腹痛、腹泻、出血，严重的可出现脱水、休克、昏迷、抽风和黄疸，如救治不及时，2～3 天出现心力衰竭和呼吸麻痹。目前对蓖麻毒素无特效解毒药物，蓖麻籽无论生熟都不能食用，但由于蓖麻籽外观漂亮饱满，易被儿童误食。应加强宣传教育，防止误食。

（7）马桑果——马桑果，又名毒空木、马鞍子、黑果果、扶桑等，马桑果有毒，其有毒成分为马桑内酯、吐丁内酯等。误食后 0.5～3 小时出现头痛、头昏、胸闷、恶心、呕吐、腹痛等，常可自行恢复，严重者遍身发麻、心跳变慢、血压上升、瞳孔缩小、呼吸增快、反射增强，常突然惊叫一声，随即昏倒，接着出现阵发性抽搐，更有甚者可于多次反复发作性惊厥后终于呼吸停止，一次服大量者可由于迷走神经中枢过度兴奋而致心搏骤停。因外形似桑葚，所以常被当作桑葚而误食，许多小孩特别是农村的小孩在外玩耍时因采食而引起中毒。应加强宣传教育，防止误食。

（三）食物中毒的紧急处理

1. 对病人紧急处理和报告

停止食用中毒食品，对病人及时诊断和急救治疗并向当地疾控中心报告，内容包括食物中毒发生地点、时间、人数、典型症状和体征、治疗情况、中毒食物。

2. 对中毒食品进行控制处理

（1）封存现场的中毒食品或疑似中毒食品，通知追回或停止食用其他场所的中毒食品或疑似中毒食品，待调查确认不是中毒食物以后才能食用。

（2）对中毒食品进行无害化处理或销毁，并对中毒场所采取相应的消毒处理。对细菌性食物中毒，固体食品，可用煮沸消毒15～30分钟处理；液体食品可用漂白粉消毒，消毒后废弃；餐具等可煮沸15～30分钟，也可采用漂白粉消毒；对病人的排泄物、呕吐物可用20％石灰乳或漂白粉消毒（一份排泄物加二份消毒液混合放置2小时）；环境可采用过氧乙酸进行喷洒消毒；化学性或有毒动植物性食物中毒应将引起中毒的有毒物进行深埋处理。

（四）食物中毒的预防

避免在简易住处集中做大量食物和集体供餐，避免购买和食用摊贩销售的未包装的熟肉和冷荤菜；食品要生熟分开，现吃现做，做后尽快食用；所有现场加工的食品应烧熟煮透，剩饭菜一定要在食用前单独重新加热，存放时间不明的食物不要直接食用。被水浸泡过的食物，除密封完好的罐头类食品外，均不能食用；罐头类食品也应当用洁净水清洗外周后方可食用；不能食用已死亡的畜禽、水产品、被水淹过且已腐烂的蔬菜、水果及非专用食品容器包装的、无明确食品标志的食品；严重发霉（发霉率在30％以上）的大米、小麦、玉米、花生等，其他已腐败变质的食物和不能确认是否有毒的蘑菇，被农药和其他化学工业品污染的食品均不可食用。粮食和食品原料要在干燥、通风处保存，避免受到虫、鼠侵害和受潮发霉，必要时进行晒干；霉变较轻（发霉率低于30％）的粮食的处理，可采用风扇吹、清水或泥浆水漂浮等方法去除霉粒，然后反复用清水搓洗，

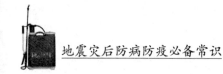

或用 5% 石灰水浸泡霉变粮食 24 小时，使霉变率降到 4% 左右再食用。部分霉变或腐烂的水果、蔬菜，经过适当挑选和处理，如清洗、加热或去皮等处理加工后才可食用。

三、应急食物的储存与使用

应急食物应有效期较长，应急食物应至少能储备 3 天以上，不需要加工、冷藏；储备婴儿或哺乳期妇女食用的食物；不要准备太咸或太辣的食品。

将食品储存在干燥、阴凉的地方，最佳保存温度 5～16℃，不要将食物乱堆放，以免食物因储存温度较高变质。避免食物与汽油、农药、杀虫剂、颜料等接触，另外，将食物放在密闭的纸箱中，防止鼠类和其他昆虫类叮咬或破坏，要标注食品的储存时间和有效期，及时更换。先食用容易变质或需要冷冻的食品；不能食用在室温下放置 2 小时以上的食物，不要食用任何变质、变味的食物；罐装食品出现漏缝或罐体出现膨胀的食品也不能食用。对挖掘出的食品进行检验和质量鉴定；对从冷冻库内挖出的肉类食品要经卫生检验，明显腐败变质者深埋，轻度腐败者炼工业油，未腐败者经高温处理后可供食用；对砸死的牲畜，除经兽医人员检验确定可食者外，一律深埋。

四、安置点食堂卫生要求

应注意从业人员健康状况、烹调用水安全、原料卫生状况、餐用具消毒等餐饮业安全关键环节的控制。

（1）防风、防雨，地面为硬质材料。

（2）应远离厕所、垃圾堆放处等地点。

（3）用于切配食物的案台应离地搭置。

（4）应有足够量的家用塑料整理箱或类似容器用于盛放食品原料。

（5）应有足够量的塑料盆（桶）分别专门用于食品原料和餐饮具的清洗消毒。

（6）条件许可的，应配置一个容量较大的电冰箱。

（7）厨房四周应挖排水沟。

（8）应有加盖的塑料桶或类似容器盛放废物、污水。

（9）应有防蝇、防尘罩。

（10）应有专用的大型容器盛装饮用水。

五、灾区食品供应的卫生标准

1. 安置点存放食品的卫生要求

（1）食品和非食品存放场所应分开设置，预防有毒化学品（农药、亚硝酸盐、砷化物、鼠药等）对食品的污染，以及误用、误食。

（2）贮存食品的场所、设备应当保持清洁，注意通风，防雨、防鼠。

2. 安置点加工和制备食物卫生要求

（1）避免腹泻、发热、伤口化脓、皮肤感染以及不明原因咳嗽、咳痰人员进行食品加工制作。

（2）使用洁净安全的水进行清洗食品、餐具及烹调食品。

（3）所有食品原料必须新鲜，不得使用腐败、变质的食品原料，不得使用因地震砸死、病死、不明原因死亡的禽畜、水产品。

（4）食品要现吃现做，做后尽快食用。

（5）食品要烧熟煮透，剩饭菜应放入冰箱保存，再次食用前单独重新彻底加热，如常温保存的剩饭菜，存放时间不明或隔夜的食品不要食用。

（6）防止交叉污染，避免生食品及原料与熟食品接触或使用同一个容器。

（7）防止昆虫、鼠类和其他动物污染食品和餐用具，尽量使用加盖的容器贮存食品和餐用具。

（8）注意个人卫生，加工食品前及饭前便后要洗手。

（9）照顾老人、病人、婴幼儿的食品卫生。

（10）提倡选用安全的食品，避免选用危险的食品。

六、灾区水源分类及水源保护

1. 降水

可用盆、雨布、塑料布等接水，经沉淀和漂白粉消毒后烧开饮用。

2. 外部运输水

送水设施有水车、消防车、城市洒水车和防化消洒车等。送水设备在送水之前必须进行彻底的清洗和消毒，待运水的余氯含量至少要达到0.5毫克/升；要选用身体健康的专职人员；分发水时应用专用清洁用具；待运水储存不得超过2天，中间加一次漂粉精片，加量按20片/吨水或等效的其他消毒剂。

3. 地面水

应尽量选择周围无厕所、畜圈的地点作为取水点，或清除取水点周围50米以内的厕所、粪坑、垃圾以及人畜尸体等污染物；在确定的取水点周围严禁人畜大小便，禁止在该处洗澡、游泳、洗衣等，并防止牲畜进入，设专人看护；取水时间以清晨为宜；河水的取水点应设在上游，并划定卫生防护带，设置标置和围栏；湖水设置固定取水点，有条件的要设取水跳板深入湖中取水，取水点附近设置围栏，岸边不得有用所、垃圾及其他工业污染潭；塘水要分塘用水，饮用水塘要设标志，专塘专用，不得用于洗涮，不得倒垃圾和放牧牲畜，清除岸边的粪缸、垃圾堆和工业污染源；水塘多的地区可采取分塘用水，选择水质较好、水量较大、易于防护的水塘专供饮用；塘的岸边可修建自然渗滤井或砂滤井，以改善水质。用河、湖水作为饮用水源时，应先定好取水点。较大的水库和湖泊可采用分区用水，河流可采用分段取水。如果在水体中检出肠道传染病病原体，应在沿河、塘边树立警告牌，告诫群众，暂停使用此水。阳性水体中的水生动植物，在水体阳性期间禁止捕捞或移植，直到水体转阴为止。

4. 井水、山泉水

对水井每日进行消毒，水井要建井台，挖排水沟，由当地居民选出专人进行管理周围清洁卫生，取水要用公共水桶，并要有专人负责定时消毒。深几米至几十米的地下水一般属浅层地下水，要特别注意水井周围环境的卫生防护，水井周围 30 米不得有渗水厕所、粪坑、垃圾堆等污染源，禁止在井旁洗垢物和喂饮牲畜。临时打深井后应请当地疾病预防控制中心取水化验后方可饮用。灾后水质浊度增高时，宜加强过滤（砂滤）或投以适量明矾（硫酸铝）充分搅拌后，静置一段时间，取澄清液煮沸后再饮用。对污染的水井应先将水井清掏干净，用清水冲洗井壁和井底，掏净污水，直到渗出的井水达到无色透明、无味为止，再加 25～50 毫克/升的含氯消毒剂，浸泡 12～24 小时后，抽出井水，待自然渗出水到正常水位时，按正常消毒方法进行消毒。

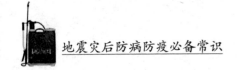

七、饮用水的消毒与处理

（一）饮用水处理

对浑浊度较高的水，首先要进行浑水澄清后再消毒。用明矾，硫酸铝、硫酸铁或聚合氯化铝作混凝剂，适量加入浑水中，用棍棒搅动，待出现絮状物后静置沉淀，水即澄清，可轻轻取出上层清水使用。当用于家庭少量水净化时，混凝剂的投加量应适当增加。

没有上述混凝剂时，可就地取材，把仙人掌、仙人球、木芙蓉、锦葵、马齿苋、刺蓬或榆树、木棉树皮捣烂加入浑水中，也有助凝作用。

（二）饮用水消毒

在洪涝灾害期间，最主要的饮水消毒方法是采用消毒剂灭菌。消毒剂种类很多，常用的有以下几种：

1. 漂白粉

又名氯化石灰，白色粉末，也可能带微黄色，有刺激气味。漂白粉含有效氯约为 25%~28%（一般按 25% 计），当含量低于 15% 时就不能用于消毒。漂白粉易失效，应保存放在阴凉处，严防受潮，最长保存期为 6 个月，使用前应检验有效氯含量。

2. 漂白粉精

是较纯的次氯酸钙，白色粉末，一般压成片剂，使用方便，有效气含量可达 60%~70%（一般按 65% 计），保存时间不超过两年。漂白粉精应保存在密封的容器中，严防受潮分解，使用前应检验有效氯含量。

加入消毒剂后，放置 30 分钟，检验水中余氯应达到 0.3 毫克/升。如未达到此值，说明投加量不足，但也不能过量加入，以免产生强烈刺激性气味。漂白粉与漂白粉精是灾区应用最普遍的饮水消毒剂，其他可能应用的还有次氯酸钠、二氧化氯。有机氯制剂的饮水消毒剂，如氯胺、二氯异氰、脲酸钠（又名优氯净）、哈拉宗（又名清水龙）等主要作个人饮水消毒。此外有机碘、碘树脂和碘酊均可用作个人饮水消毒。

将水煮沸是十分有效的灭菌方法，在有燃料的地方可采用。

八、居民家中饮用水安全

每人每天水供应量应为 5 千克，主要用于做饭、洗澡、刷牙和洗衣服，家中至少储备 3 ~ 5 天的饮用水（每人至少 25 千克）；饮用水必须储存在坚固的塑料容器内，并拧紧盖子，在每个容器内都要加入含氯消毒剂；所有的容器都要进行标识，避免盛水的容器与有霉有害物质接触，如杀虫剂、汽油等；将储存水的容器放在阴凉处，不要在太阳下曝晒，另外，储存水应该每 6 个月更换一次；使用各种办法烧开水，不要饮用变色、有异味的水和融化的冰块，饮用安全的罐头、果汁、蔬菜汁或其他来自罐装食品的液体；游泳池、温泉的水只能用于洗澡、洗手等，不能饮用。

不安全的水源：非自来水水箱的水；锅炉的残余水；破坏的自来水管的水。

哪些水可以饮用：瓶装水、开水或经过消毒的水。不要使用污染的水洗碗、刷牙、洗菜、洗水果等；如果饮用已经开口的瓶装水，一定要消毒或烧开后饮用：开水 1 分钟就可以杀死绝大多数微生物。如果有条件烧开水，可以使用专业人员提供的消毒片或含氯制剂进行消毒后饮用。

小窍门：水质简易鉴别方法

1. 观色　用干净无色透明玻璃瓶，装满水样在光线强处机械观察，肉眼看见的物质越少，水越清洁。

2. 嗅味　用干净玻璃瓶，装半瓶水样，盖严摇晃后，打开瓶盖，立即嗅一下有无气味；再把瓶放在热水中加温至60℃，再嗅一下有无气味，清洁水应无异味。

3. 尝味　在常温下把水加热至60℃，取少量水于口中尝味，清洁水应无异味。

4. 沉淀　用无色透明玻璃瓶装入水样，静置12小时后，观察瓶底沉淀物的多少，然后将上面的清洁水倒出来煮沸放冷，再观察沉淀物的多少，沉淀物越少，水质越好。

5. 纸试　用一张清洁的白纸，滴上水样，待干后，观察它留下的斑迹，斑迹越明显，水质越差。

意外伤害篇

一、积极开展自救互救

地震是一种很难预测的突发灾难，强震能形成原发破坏和次生灾害，因此，对发生在原发破坏中的被困人员及早救治非常重要，最好是在72小时之内完成被困人员的救护。地震后常伴有恶劣的气象变化，如低温、炎热、大雨等，被困人员在缺少补充热量和水分的环境内，极易造成体能的急剧下降，在坍塌的建筑物中超过72小时生存的可能性比较小。城市化进程加快而衍生出的建筑物坍塌造成人员大量被困，加之地震后多伴有恶劣气候，道路交通堵塞，通信中断，使得专业救护人员很难在第一时间到达救治现场，因此被困人员及时得当的自救互救对减少伤亡、减轻后期的伤残程度至关重要。据统计，唐山大地震时被压埋的人数为57万，通过自救、互救脱险的人数达45万左右。一般来说大地震后半小时内救出的被埋人员生存率达99%，由此可见，自救、互救是减少伤亡的主要措施，所以应尽早尽快地开展自救互救。

（一）坚定信心，积极自救

1. 一般自救

地震时，为防止次生灾害的发生，城镇居民首先要做的是切断电源、

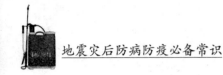

气源，防止火灾发生，个人更要保持清醒冷静头脑，做出敏捷反应：

（1）在家庭——在楼内，应选择小开间、坚固家具旁就地躲藏；在平房，根据具体情况或选择小开间、坚固家具旁就地躲藏，或者跑出室外空旷地带。地震后房屋倒塌有时会在室内形成三角空间，这些地方是人们得以幸存的相对安全地点，可称其为避震空间，它包括炕沿下、坚固家具下、内墙墙根、墙角、厨房、厕所、储藏室等开间小的地方。因此，当地震发生时，如果在室里要注意利用它们。在室内，应保持镇定并迅速关闭电源、燃气，随手抓一个枕头或坐垫护住头部在安全角落躲避，躲避时不要靠近窗边或阳台上去，千万不要跳楼！

（2）在学校——不要向教室外面跑，应迅速用书包护住头部，抱头、闭眼，躲在各自的课桌下，待地震过后，在老师的指挥下向教室外面转移；在操场上时，可原地不动蹲下，双手保护头部，注意避开高大建筑物或危险物，千万不要回到教室去。

（3）在公共场所——就地蹲下或趴在排椅下，避开吊灯、电扇等悬挂物，保护好头部；千万不要慌乱拥向出口，避开人流的拥挤，避免被挤到墙或栅栏处；在商场、书店、展览馆、地铁等处应选择结实的柜台或柱子边，以及内墙角等处就地蹲下，远离玻璃橱窗、柜台及其他危险物品；在行驶的电（汽）车内要抓牢扶手，降低重心，躲在座位附近。

（4）在户外——就地选择开阔地蹲下或趴下，不要乱跑，不要随便返回室内，避开人多的地方；要避开高大建筑物，如楼房、高大烟囱、水塔下，避开立交桥等结构复杂的构筑物；避开危险物高耸或悬挂物，如变压器、电线杆、路灯等、广告牌、吊车等；避开危险场所，如狭窄街道、危旧房屋、危墙、高门脸等。

（5）在野外和海边——在野外要避开山脚、陡崖和陡峭的山坡，以防山崩、泥石流滑坡等；在海边要尽快向远离海岸线的地方转移，以躲避地震可能产生的海啸袭击。

（6）特殊情况下的求生要点——遇到火灾时，趴在地上用湿毛巾捂住口鼻，待摇晃停止后向安全地方转移，转移时要弯腰或匍匐、逆风而行；切忌用双手扑打火苗或在大火中乱跑、呼叫，避免出现呼吸道的吸入性损伤。燃气泄漏时，同火灾时一样，遇到有毒气体泄漏时，要用湿布捂住口鼻，逆风逃离，注意不要使用明火。

2. 被压埋后自救

被压埋在废墟下时，最重要的是要有坚定的生存信念，消除恐惧心理，相信能脱离险地，不能在精神上崩溃。强烈的求生欲望和充满信心的乐观精神，是自救过程中创造奇迹的强大动力，在地震中有很多人不是因房屋倒塌被砸死，而是过度紧张，精神崩溃，乱喊乱叫，在极度恐惧中死去。被困人员在漆黑狭小的环境中遭受肢体和器官损伤的情况下，心理和生理都遭受着巨大的痛苦，但是，一定要避免不必要的惊恐、徒劳的挣扎和长时间的哭叫，乱喊乱叫只会增加氧的消耗，使体力迅速下降，同时，还会吸入大量烟尘，造成窒息。因此，要尽力控制情绪，保持冷静的头脑，坚定活下去的信心，最大限度地减少体能消耗，平静地等待救援人员的救助。

大地震中被倒塌建筑物压埋的人，只要神志清醒，身体没有重大创伤，都应该坚定获救的信心，妥善保护好自己，积极实施自救。自救原则包括以下几个方面：

（1）被压埋后，注意用湿手巾、衣服或其他布料等捂住口鼻和头部，避免灰尘呛闷发生窒息及意外事故。如果受伤，要想办法包扎，避免流血过多。

（2）不能脱险时，应设法将手脚挣脱出来，消除脸上的灰土和压在身上的物体。用周围可搬动的物品支撑身体上面的重物，避免塌落，扩大安全活动空间，保障有足够的空气。条件允许时，应尽量设法逃避险境，寻找并开辟通道，朝更安全宽敞、有光亮的地方移动。

（3）被压埋后，要注意观察周围环境，寻找通道。无法爬出去时，不要盲目大声呼喊，当听到外面有人时，再呼叫，尽量减少体力消耗，或用石块敲击，向外界传递求救信号保存体力，延长生命。

（4）无力脱险时，寻找食物和水，必要时自己的尿液也能起到解渴作用。控制自己的情绪或闭目休息，乐观等待时机，想办法与外面救援人员取得联系。

（5）几个人同时被压埋时，要互相鼓励，共同计划，团结配合，必要时采取脱险行动。

（二）讲究方法，科学互救

在互救过程中，要有组织，讲究方法，避免盲目图快而增加不应有的伤亡。原则上，先救压埋人员多的地方，也就是"先多后少"；先救近处被压埋人员，也就是"先近后远"；先救容易救出的人员，也就是"先易后难"；先救轻伤和强壮人员，扩大营救队伍，也就是"先轻后重"；如果有医务人员被压埋，应优先营救，增加抢救力量，找寻被压埋的人。

首先通过侦听（卧地贴耳）、呼叫、询问寻找被埋人员，注意听被困人员的呼喊、呻吟、敲击声；根据建筑物结构特点，判断被埋人员的位置（特别是头部方位），再行抢救，以防止意外伤亡。挖掘时要注意保护好压埋者上方的支撑物，清除压埋阻挡物，保证压埋者生存空间。在使用挖掘机械时要十分谨慎，接近压埋者时，最好用手一点点拨，不可用利器刨挖。

清除压埋物及钻凿，分割时，有条件的要泼水，以防伤员呛闷而死。

救人时，应先确定压埋者头部的位置，用最快速度使头部充分暴露，并清除口、鼻腔内的灰土，保持呼吸通畅，然后再暴露胸腹腔，如有窒息，应立即进行人工呼吸。

对于压埋废墟中时间较长的幸存者，应先输送饮料和食品，然后边挖边支撑，同时注意保护幸存者的眼睛。

压埋者不能自行出来时，要仔细询问和观察，确定伤情，不要强拉硬扯，以防造成新的损伤。

对于脊椎损伤者，挖掘时要尽量避免加重损伤。脊柱骨折导致脊髓损伤的截瘫除了坍塌物砸伤所致外，很大一部分是由救护中不合理的搬运所造成的。在互救或自救中如发现伤员下肢无力或感觉障碍时应警惕有脊柱骨折存在，千万不能将伤员随意搬动，最好是多人同轴搬运，防止发生截瘫。在转运此类伤员中要用硬式担架或门板，用宽带将伤员固定在车的平台上，不能用帆布等软担架搬运，更不能用一人抱胸、一人抬腿方式，最好是三四个人扶托伤员的头、背、臀、腿，平放在硬担架或门板上，用布带固定后搬运，以免颠簸对脊髓造成新的损伤。颈椎骨折搬动时要保持头部与身体轴线一致，胸腰椎骨折搬动时身体保持平直，有截瘫时同样要按上述方法搬动，防止加重脊髓损伤。

遇到四肢骨折、关节损伤的压埋者，应就地取材，用木棍、树枝、硬纸板、桌椅腿等实施夹板固定。固定的范围包括骨折区上下两个关节，固定时应显露伤肢末端以便观察血液循环情况。不宜对开放性骨折进行现场复位，以防止组织再度受伤，可用洁净的衣物先进行简单包扎固定后再进行运转。对骨折部位有明显出血的伤员最好用布带在骨折部位近端10厘米处捆扎止血，但应用小纸条写明捆扎止血的时间，为后续治疗提供依据。在现场有条件的情况下，每30分钟放松止血带一次，时间30秒至1分钟，以避免骨折远端组织的坏死。

搬运呼吸困难的伤员时，应采用俯卧位，并将头部转向一侧，以免引起窒息。对于那些一息尚存的危重伤员，应尽可能在现场请医务人员进行紧急救治，然后迅速送往医院和医疗点。没有起吊工具无法救出时，保持废墟下面的空间通风，递送食物维持生命，并做好记号，等待援助，切不可蛮干。

（三）躲避余震和其他关联灾害

虽然人类目前还无法避免和控制地震，但只要掌握一些技巧，就可以在灾难中将伤害降到最低。避震要点：

（1）为了自己和家人的人身安全请躲在桌子等坚固家具的旁边。大的晃动约持续1分钟。首先，在重心较低、且结实牢固的桌子旁边躲避，并紧紧抓牢桌子腿；在没有桌子等可供藏身的场合，无论如何，也要用坐垫等物保护好头部。

（2）摇晃时立即关火，失火时立即灭火。大地震时，不能依赖消防车灭火，每个人关火、灭火的这种努力，是将地震灾害控制到最小程度的重要因素，为了不使火灾酿成大祸，左邻右舍之间互相帮助，早期灭火是极为重要的。

地震的时候，关火的机会有三次。第一次机会在感知小的晃动的瞬间，即刻互相招呼："地震！快关火！"关闭正在使用的取暖炉、煤气炉等；第二次机会在大的晃动停息的时候，再一次呼喊："关火！关火！"并去关火，但要注意，在发生大的晃动时去关火，要是放在煤气炉、取暖炉上面的水壶等滑落下来，是很危险的；第三次机会在着火之后，即便发生失火的情形，在1~2分钟之内，还是可以扑灭的，为了能够迅速灭火，平常就应将灭火器、消防水桶放置在离用火场所较近的地方。如果遇到化工厂着火、毒气泄漏时，不要向顺风方向跑，要尽量绕到逆风方向去，并尽量用湿毛巾捂住口、鼻。

（3）不要慌张地向户外跑。地震发生后，慌慌张张地向外跑，碎玻璃、屋顶上的砖瓦、广告牌等很可能会掉下来砸在身上，是很危险的。此外，水泥预制板墙、自动售货机等也有倒塌的危险，不要靠近这些物体。

（4）将门打开，确保出口。钢筋水泥结构的房屋等，由于地震的晃动会造成门窗错位，打不开门，曾经发生有人被封闭在屋子里的事例。要事先想好万一被关在屋子里，如何逃脱的方法，准备好梯子、绳索等。

（5）户外的场合，要保护好头部，避开危险之处。当大地剧烈摇晃，站立不稳的时候，人们都会有扶靠、抓住什么的心理，身边的门柱、墙壁大多会成为扶靠的对象。但是，这些看上去挺结实牢固的东西，实际上却是危险的，千万不要靠近水泥预制板墙、门柱等躲避。1987年日本宫城县海底地震时，由于水泥预制板墙、门柱的倒塌，造成了多人死伤。在繁华街、楼区，最危险的是玻璃窗、广告牌等物掉落下来砸伤人，要注意用手或手提包等物保护好头部。在楼区时，根据情况，进入建筑物中躲避比较安全。

（6）在百货公司、剧场时依工作人员的指示行动。在百货公司、地下街等人员较多的地方，最可怕的是发生混乱。就地震而言，地下街是比较安全的，即便发生停电，紧急照明灯也会即刻亮起来，请镇静地采取行动。如发生火灾，即刻会充满烟雾，以压低身体的姿势避难，并做到绝对不吸烟。发生地震、火灾时，不能使用电梯，万一在搭乘电梯时遇到地

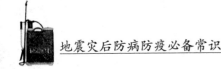

震，将操作盘上各楼层的按钮全部按下，一旦停下，迅速离开电梯，确认安全后避难。高层大厦以及近来的建筑物的电梯，都装有管制运行的装置，地震发生时，会自动停在最近的楼层。万一被关在电梯中，通过电梯中的专用电话与管理室联系、求助。

（7）汽车靠路边停车，管制区域禁止行驶。发生大地震时，无法把握汽车方向盘，难以驾驶，为了不妨碍避难疏散的人和紧急车辆的通行，应避开十字路口将车子靠路边停下。都市中心地区的绝大部分道路将会全面禁止通行，充分注意收听汽车收音机的广播，附近有警察的话，要依照其指示行事。有必要避难时，为防止卷入火灾，请把车窗关好，车钥匙插在车上，不要锁车门，并和当地的人一起行动。

（8）注意山崩、断崖落石或海啸。在山边、陡峭的倾斜地段，有发生山崩、断崖落石的危险，应迅速到安全的场所避难。在海岸边，有遭遇海啸的危险。感知地震或发出海啸警报时，迅速到安全的场所避难，请注意收音机、电视机等的信息。

（9）避难时要徒步，携带物品应在最少限度。因地震造成的火灾，蔓延燃烧，出现危及生命、人身安全等情形时，应采取避难措施。原则上以市民防灾组织、街道等为单位，在负责人及警察等带领下采取徒步避难的方式，绝对不能利用汽车、自行车避难。对于病人等的避难，当地居民的合作互助是不可缺少的，从平时起，邻里之间有必要在事前就避难的方式等进行商定。

（10）不要听信谣言，不要轻举妄动。在发生大地震时，人们心理上易产生动摇，为防止混乱，每个人依据正确的信息冷静地采取行动。应相信从政府、警察、消防等防灾机构直接得到的信息，决不轻信不负责任的流言蜚语，不要轻举妄动。

二、人员外伤的应急处置

（一）地震对人体哪些方面损伤最大

医学统计表明，颅脑损伤是地震伤亡中死亡率最高的，早期死亡率达30%；颌面、五官损伤会造成严重功能障碍，使血凝块和组织移位，造成窒息；四肢损伤约占人体受伤各部位的50%，并且常伴有周围血管和神经损伤；腹部损伤的发生率低；骨盆损伤多半会造成泌尿系统损伤。伤害中各种骨折占第一位，软组织损伤占第二位，挤压综合征是第三位。脊柱骨折约占骨折的1/4，其中30%~40%可并发截瘫，有相当数量是在搬运中截瘫加重；四肢骨折以闭合性为主，肋骨骨折的断端刺伤可造成气胸或血胸；人体肌肉受到强烈挤压，或被重压6小时以上，局部肌肉坏死，释放出大量蛋白分解物质进入血液循环，导致休克和肾功能衰竭，这就是挤压综合症，死亡率极高，稍轻的也会影响以后的肌肉功能；休克和外伤感染也是死亡的主要原因，饥饿和缺水是地震死亡的原因之一。

（二）创伤急救常识

创伤指各种致伤因素造成的人体组织损伤和功能障碍，轻者造成体表损伤，引起疼痛或出血，重者导致功能障碍、残疾，甚至死亡。创伤救护包括止血、包扎、固定、搬运四项技术。

1. 止血技术

出血，尤其是大出血，属于外伤的危重急症，若抢救不及时，伤病人会有生命危险。止血技术是外伤急救技术之首，现场止血方法常用的有四种，根据创伤情况，可以使用其中一种，也可以将几种方法结合应用，以达到快速、有效、安全的止血目的。

（1）指压止血法。短暂应急措施，适用于头部和四肢的动脉出血。分为直接压迫止血和间接压迫止血。

①直接压迫止血：用清洁的敷料盖在出血部位上，直接压迫止血。

②间接压迫止血：用手指压迫伤口近心端的动脉，阻断动脉血运，能有效达到快速止血的目的。

（2）加压包扎止血法。适用于四肢、头部、躯干等体表血管伤时的止血法。用敷料或其他洁净的毛巾、手绢、三角巾等覆盖伤口，加压包扎达到止血目的。

（3）填塞止血法。适用于颈部、臀部或其他部位较大而深，难于加压包扎的伤口，以及实质性脏器的广泛渗血等。用消毒纱布、敷料（如果没有，用干净的布料替代）填塞在伤口内，再用加压包扎法包扎。

（4）止血带止血法。上止血带的部位在上臂上1/3处、大腿中上段，此法为止血的最后一种方法，适用于腘动脉和肱动脉损伤引起的大出血。股动脉不能用加压包扎止血时，应立即使用止血带。注意：扎止血带时间一般小于1小时；必须做出显著标志，注明时间；扎止血带时，应在肢体上放垫，避免勒伤皮肤；禁止用电线、绳索、铁丝等缚扎肢体。如遇到有大出血的伤病人，一定要立即寻找防护用品，做好自我保护。迅速用较软的棉质衣物等直接用力压住出血部位，然后，拨打急救电话或场馆急救网点的电话，寻求医务人员的帮助。

2．包扎技术

快速、准确地将伤口用自粘贴、尼龙网套、纱布、绷带、三角巾或其他现场可以利用的布料等包扎，是外伤救护的重要环节，它可以起到快速止血、保护伤口、防止污染，减轻疼痛的作用，有利于转运和进一步治疗。

（1）绷带包扎——①手部"8"字包扎：同样适用于肩、肘、膝关节、踝关节的包扎。

②螺旋包扎：适用于四肢部位的包扎，对于前臂及小腿，由于肢体上下粗细不等，采用螺旋反折包扎，效果会更好。

③环形包扎：适用于手腕部或肢体粗细相等的部位。

④回返包扎：适用于包扎有顶端的部位。

（2）三角巾包扎——①头顶帽式包扎：适用于头部有外伤的伤员。

②肩部包扎：适用于肩部有外伤的伤员。

③胸背部包扎：适用于前胸或后背有外伤的伤员。

④腹部包扎：适用于腹部或臀部有外伤的伤员。发现腹部内脏脱出时，不能送回腹腔，以免引起腹腔感染，可将脱出内脏先用急救包或大块敷料覆盖，然后用换药碗等扣住，再用三角巾包扎。

⑤手（足）部包扎：适用于手或足有外伤的伤员，包扎时一定要将指（趾）分开。

⑥膝关节包扎：同样适用于肘关节的包扎，比绷带包扎更省时，包扎面积大且牢固。

（3）便捷材料包扎——就地取材，如毛巾、床单撕成条形，利用最便捷的方法，采取最快的速度，对伤口或伤肢进行包扎。注意：包扎动作要轻、快、准、牢，避免碰触伤口而增加伤员疼痛、出血和感染；对充分暴露的伤口，尽可能先用无菌敷料覆盖伤口，再进行包扎；不要在伤口上打结，以免压迫伤口而增加痛苦；包扎要松紧适宜。

3. 骨折固定技术

骨折固定可防止骨折端移动，减轻伤病员的痛苦，也可以有效地防止骨折端损伤血管、神经。遇有骨折伤病员时，志愿者应保持沉着冷静，尽量减少对伤病员的搬动，迅速对伤病员进行固定，尽快呼叫急救人员，以便他们在最短时间内赶到现场处理伤病员。对外露的骨折端暂不应送回伤口，对畸形的伤部也不必复位，固定要牢靠，松紧要适度，限制受伤部位的活动度，避免再伤，便于转运，减轻在搬运与运送中带给伤者的痛苦。固定材料有夹板、敷料、衬垫（如棉花、衣物等）、角巾、绷带等，颈括、颈围或器具，可就地取材，如木棒、树枝等。固定方法包括夹板固定法，根据骨折部位选择适宜的夹板，适用于上、下肢骨折；自体固定法，用绷带或三角巾将健肢和伤肢捆绑一起，适用于下肢骨折。

4. 搬运技术

担架是运送患者最常用的工具，也可借用门板、木椅等物品，还可自制绳索担架、衣物担架等。搬运护送包括如何将伤病患者搬离受伤现场，及现场救护后由救护车等护送到医院接受进一步救治。观察受伤现场和判断伤情，本着先救命后治伤的原则，做好伤病患者现场的救护和止血、包扎、固定后再搬运。在现场救护后，不要无目的地移动患者，要根据患者的伤情轻重和特点分别采取搀扶、背运、双人搬运甚至四人抬运等措施，并注意动作要轻巧、迅速，避免强拉硬拽和不必要的震动。徒手搬运伤员方法有以下几种：

（1）一位救护员搬运——

①搀扶法。适宜清醒的，没有骨折，伤势不重，能自己行走的伤病者。救护者站在身旁，将其一侧上肢绕过救护者颈部，用手抓住伤病者的手，另一只手绕到伤病者背后，搀扶行走。

②背负法。适用老幼、体轻、清醒的伤病者。救护者朝向伤病者蹲下，让伤员将双臂从救护员肩上伸到胸前，两手紧捏。救护员抓住伤病者的大腿，慢慢站起来。如有上、下肢，脊柱骨折不能用此法。

③爬行法。适用清醒或昏迷伤者，在狭窄空间或浓烟的环境下。

④抱持法。适于年幼伤病者，体轻者，没有骨折，伤势不重，是短距离搬运的最佳方法。救护者蹲在伤病者的一侧，面向伤员，一只手放在伤病者的大腿下，另一只手绕到伤病者的背后，然后将其轻轻抱起。如有脊柱或大腿骨折禁用此法。

（2）两位救护员——

①轿抬式。适用于清醒伤病者。两名救护者面对面各自用右手握住自己的左手腕。再用左手握住对方右手腕，然后蹲下让伤病者将两上肢分别放到两名救护者的颈后，再坐到相互握紧的手上。两名救护者同时站起，行走时同时迈出外侧的腿，保持步调一致。

②双人拉车式。适于于意识不清的伤病者。两名救护者，一人站在伤病者的背后将两手从伤病者腋下插入，把伤病者两前臂交叉于胸前，再抓住伤病者的手腕，把伤病者抱在怀里，另一人反身站在伤病者两腿中间将伤病者两腿抬起，两名救护者一前一后地行走。

（3）三人或四人搬运——

①三人或四人平托式。适用于脊柱骨折的伤者。

②三人异侧运送。两名救护者站在伤病者的一侧，分别在肩、腰、臀部、膝部，第三名救护者可站在对面，伤病者的臀部，两臂伸向伤员臀下，握住对方救护员的手腕。三名救护员同时单膝跪地，分别抱住伤病者肩、后背、臀、膝部，然后同时站立抬起伤病者。

③四人异侧运送。三名救护者站在伤病者的一侧，分别在头、腰、膝部，第四名救护者位于伤病者的另一侧臀部。四名救护员同时单膝跪地，分别抱住伤病者颈、肩、后背、臀、膝部，再同时站立抬起伤病者。

5. 特殊伤的处理

（1）颅脑伤——颅脑损伤脑组织膨出时，可用保鲜膜、软质的敷料盖住伤口，再用干净碗扣住脑组织，然后包扎固定，伤员取仰卧位，头偏向一侧，保持呼吸通畅。

（2）开放性气胸——应立即封闭伤口，防止空气继续进入胸腔，用不透气的保鲜膜、塑料袋等敷料盖住伤口，再垫上纱布、毛巾包扎，伤员取半卧位。

（3）异物插入——无论异物插入眼球还是插入身体其他部位，严禁将异物拔除，应将异物固定好，再进行包扎。

对于特殊伤的处理，志愿者一定要掌握好救护原则，不增加伤员的损伤及痛苦，严密观察伤病人的生命体征（意识、呼吸、心跳），迅速呼叫急救人员。

三、化工液、气泄露中毒

地震引发的剧毒或强腐蚀性物质泄露是地震次生灾害源，其危害往往不亚于地震，通常毒物可经呼吸道、消化道和皮肤进入人体内，因此要从以下入手严加防范。

（一）化学品泄露的应急处理

化学品泄露如果处理不当，随时有可能转化为燃烧、爆炸、局部烧伤、中毒等恶性事故，必须采取应急处理措施。

（1）疏散与隔离。首先疏散无关人员，隔离泄露污染区。如果是易燃易爆化学品大量泄露，要打"119"，请求消防专业人员救援。

（2）切断火源。如果泄露物是易燃品，必须立即切断泄露区域内的火源。

（3）关闭阀门，切断与之相连的设备、管线等控制泄露。如果是容器发生泄露，应根据实际情况，采取措施堵塞和修补裂口，防止进一步泄露。防止泄露物扩散殃及周围的建筑物、车辆及人群，万一控制不住泄露，要及时处置泄露物，严密监视，以防火灾爆炸。

（4）迅速抢救伤员，及时与当地急救中心联系，并报告病情。

（二）化学品烧伤处置方案

1. 化学性皮肤烧伤

立即移离现场，迅速脱去被化学物污染的衣服、鞋袜等；用大量清水或自来水冲洗创面10～15分钟；新鲜创伤面不要任意涂抹油膏或药水；视烧伤情况送医院治疗，如有合并骨折、出血等外伤要在现场及时治疗。

2. 化学性眼烧伤

迅速在现场用流动清水冲洗；冲洗时眼皮一定要掰开；如无冲洗设备，可把头埋入清洁盆水中，掰开眼皮，转动眼球洗涤。

（三）常见有毒气体中毒的急救

（1）一氧化碳——发现中毒后立即将病人搬到室外，立即吸氧。

（2）硫化氢——迅速将患者转移离开中毒现场至空气新鲜处，松开衣领，气温低时注意保暖，密切观察呼吸和意识状态，条件允许时，可用高压氧治疗。

（3）氨气——吸入者应迅速脱离现场，至空气新鲜处。眼污染后立即用流动清水或凉开水冲洗至少10分钟。皮肤污染时立即脱去污染的衣着，用流动清水冲洗至少30分钟。

（4）二氧化硫——迅速将患者转移离开中毒现场至通风处，松开衣领，注意保暖、安静，观察病情变化。对有紫绀缺氧现象患者，应立即输

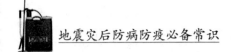

氧，保持呼吸道通畅，如有分泌物应立即吸取。

四、杀虫灭鼠药中毒

灾区通常会用大量的杀虫剂和灭鼠剂，有时会造成人员中毒。我们应该对这些危害有所了解，尽量避免这些危害的发生。

（一）灭鼠药中毒

可经胃肠道、呼吸道及皮肤吸收，多为高毒。目前，农村中常用的灭鼠药有磷化锌、安妥等。在投药灭鼠时，由于放置不慎，易误食鼠药毒饵，造成中毒。尤其是小儿易误取吞服中毒。误服灭鼠药，出现中毒症状，快的几小时，慢的 2～3 天。中毒的感觉也各不相同，早期表现为恶心、呕吐、食欲减退、腹痛、头痛、背痛、关节疼痛、头晕、乏力、口渴、嗜睡、怕冷，严重者有抽搐、昏迷等症状。继之出现不同程度和部位的出血症状，如鼻出血、牙龈出血、便血、尿血、阴道出血、皮下出血等，严重者可发生出血性休克或脑出血、蛛网膜下腔出血，甚至危及生命。如发现灭鼠药中毒，可作如下处理：

（1）催吐——应马上用手指或筷子刺激咽喉、舌根催吐，将毒物吐出。催吐后，再快速饮清水 300～500 毫升，并再次催吐。如此反复多次，直到吐出的水澄清无毒物为止。此外还应注意：

①磷化锌中毒时，应禁食油类食物及牛奶、鸡蛋、肥肉等脂肪性食物，以防磷溶解，加剧中毒。

②如果是安妥中毒，应忌食脂肪类及碱性食物，要少喝水，禁用碳酸氢钠（小苏打）、肥皂水洗胃，以免加重中毒。

（2）洗胃——紧急去就近医院洗胃，对症进行治疗，并遵医嘱进行相关处理。

（3）导泻和利尿。

我国明文规定禁止使用的灭鼠药有氟乙酰胺、氟乙酸钠、毒鼠强、毒鼠硅及甘氟。但现阶段我国灭鼠药的管理存在一些问题，使得非法厂商生产、销售禁用灭鼠药的行为仍较为普遍。大众安全使用化学品知识尚未普及，这又为禁用灭鼠药泛滥提供了条件。近年的调查资料显示，禁用灭鼠药占了灭鼠药市场总份额的2/3以上，临床上常见的是毒鼠强、氟乙酰胺和氟乙酸钠中毒。

（1）毒鼠强属剧毒类化学物，为白色晶体或粉末状，几乎不溶于水，工厂生产出的原药为白色粉末状固体，纯度20%～50%；市场销售的产品为每千克原药和面粉（米粉等）200～400千克，并添加引诱剂制成，多为白色粉状固体，没有特殊气味，也有制成袋装的产品。包装上多标为"四二四"、"三步倒"、"原子能灭鼠王"、"气体灭鼠剂"等。

（2）氟乙酰胺属高毒类化学物，为白色、无臭、无味固体，易溶于水，易吸收空气中水分而潮解，在碱性溶液中水解，水解产物为氟乙酸。市场上销售的有混含氟乙酰胺灭鼠剂的产品，成品多为白色粉状固体，包装上多标为"灭鼠王"、"邱氏鼠药"、"灭鼠灵"等。

（3）氟乙酸钠毒性较氟乙酰胺高数倍，为精细的白色粉末，有淡的醋酸味，溶于水。在潮湿条件下，与铝反应生成氢气。因性质不稳定，所以占市场销售的禁用灭鼠药的比重较小，但近年来仍有数起氟乙酸钠引起的重大中毒事件发生。

如出现下列情况应考虑为禁用灭鼠药中毒：

①灭鼠药接触史——生产及拌售鼠药者，更多为使用中误服，另一个

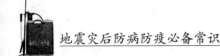

不可忽视的原因是被剧毒灭鼠药谋杀。所以，没有明确接触史不能排除灭鼠药中毒。

②疾病的群发性——灭鼠药引起的中毒往往表现为群发，共同进食或在一起玩耍的同时或先后发病，且临床表现相似。

③潜伏期——毒鼠强一般为10～30分钟发病，少数发病可有一定延迟，我们曾观察到一例消化道毒物接触后14个小时发病的病例；氟乙酰胺和氟乙酸钠多在接触后20分钟～1小时内发病，部分患者潜伏期可达数小时。潜伏期的长短与摄入量直接有关。

④神经系统为主的多系统损害——此三种灭鼠药均可引起头痛、乏力、恶心、呕吐、肝功能改变、肌束震颤等。随病情发展，出现不同程度的意识障碍及全身性阵发性抽搐，可反复发作，部分毒鼠强中毒患者以突发癫痫大发作起病；三种灭鼠药均可造成心肌损害、心律紊乱、心力衰竭等，氟乙酸钠中毒症状多较严重，可表现为速发型的多功能脏器衰竭，病死率高；部分毒鼠强中毒患者的恢复期出现以狂躁为主的精神症状。

⑤禁用灭鼠药的包装千奇百怪，不能仅从包装标识来区分灭鼠药的种类。在临床上，此三类灭鼠药的表现难以仅从临床表现准确鉴别，所以确切的诊断需依赖实验室毒物分析结果。毒鼠强中毒者在呕吐物或患者血、尿中检出毒鼠强，我们曾在发病两个月的患者血中测出毒鼠强；氟乙酰胺中毒者在呕吐物或患者血、尿中检出氟乙酰胺或氟乙酸；氟乙酸钠中毒患者生物材料监测氟乙酰胺阴性，应用衍生法气相色谱测定，曾测出氟乙酸钠中毒死亡半年后脏器中的氟乙酸。

预防：

（1）灭鼠药中毒往往是误服引起的。因此，应严密保管灭鼠药，不要和食品混放，要存放在小儿不能接触到的地方，防止小儿误服。

（2）灭鼠结束后要及时将剩余的灭鼠药妥善处理，家庭不要存放灭鼠药。

（3）不要购买、使用禁用灭鼠药。要通过爱卫会、防疫站等途径购买灭鼠药物。

（4）毒死的老鼠，应立即深埋或火化，不吃毒死的禽、畜。

（二）有机磷类杀虫剂中毒

有机磷农药杀虫效力高，对人畜的毒性也大，高毒的如氧化乐果、保棉丰、对硫磷，中毒的如敌敌畏、毒死蜱、乐果，低毒的如敌百虫、杀虫畏、稻可灵等等。目前绝大多数的农药中毒是有机磷农药所引起的，如成人服用半滴对硫磷原液即可中毒，2～3 滴就会引起死亡。喷洒有机磷杀虫药应严格执行各种操作规程，做好个人防护，加强杀虫剂的管理。

1. 中毒症状

有机磷类杀虫剂是一种神经毒物，可经完整皮肤、胃肠道、呼吸道吸收，多为中等毒和高毒类。经皮肤吸收中毒者，多在 2～6 小时内发病；呼吸道吸入及口服中毒者多在 10 分钟～2 小时内发病。

（1）毒蕈碱样症状：恶心、呕吐、腹痛、腹泻、食欲减退、多汗、视力模糊、瞳孔缩小、心跳减慢、呼吸困难、呼吸道分泌物增多，严重者出现肺气肿。

（2）烟碱样症状：肌束震颤、肌肉痉挛、肌力减退、心跳加速、血压升高、严重者可因呼吸肌麻痹而死亡。

（3）中枢神经系统症状：头痛、头晕、乏力、失眠或嗜睡、烦躁不安、言语不清及不同程度的意识障碍，严重者出现昏迷、抽搐，往往因呼吸中枢麻痹死亡。

2. 治疗

经口中毒者应尽早催吐、洗胃，皮肤污染者用清水或肥皂水彻底清洗。

（1）特效解毒药：一般用抗胆碱药物，如阿托品是目前抢救有机磷农药中毒最有效的解毒剂之一，再是胆碱酯酶复能剂，如解磷定、氯磷定，应及早使用。

（2）对症治疗：对呼吸困难者输氧，严重时进行人工呼吸。对脑水肿者应快速服用脱水利尿药物，还要服用保护脑细胞药物，在大量出汗脱水时，应补充盐水，注意电解质平衡。

（三）拟除虫菊酯类中毒

拟除虫菊酯类杀虫剂是 20 世纪 70 年代以来出现的第三代杀虫剂，包括氯氰菊酯、高效氯氰菊酯、溴氰菊酯、甲氰菊酯、氰戊菊酯、氯氟菊酯等。其特点是广谱、高效、低残留，兼具触杀、胃毒和驱避作用，击倒速度快，不污染环境，是防治卫生害虫的理想用药。该类药物的毒性比有机磷类毒性低，属中等毒性范畴，但如果误服一定量，完全可以引起急性中毒。使用过程中应注意个人防护，严格操作规程，加强杀虫剂管理。

1. 中毒症状

口服中毒者多于 10 分钟到 1 小时后出现症状。皮肤黏膜反应：出现皮肤麻木、烧感、刺痒感、红色丘疹或水泡等损害，眼睛可出现流泪、结膜充血、畏光等；全身症状：头晕、头痛、胸闷、恶心、食欲减退、乏力、视力模糊、严重者出现嗜睡、四肢肌肉震颤、抽搐、呼吸困难、昏迷等。

2. 治疗

经口中毒者应尽早催吐、洗胃，皮肤污染者用清水或肥皂水彻底清洗；出现抽搐者可使用地西泮或苯巴比妥，积极防治脑水肿、肺水肿，注意水、电解质与酸碱平衡，防治感染。

五、毒虫咬螫伤

当地震在夏秋季里发生，人们常在空旷地带活动，被毒虫咬伤或螫伤也会时有发生，如何对不同毒虫咬螫伤作局部处理呢？

（1）蚂蟥：蚂蟥吸附于皮肤时，切不可强行拉扯，否则蚂蟥吸盘可断入皮内，有时可引起感染。应在蚂蟥吸附的周围用手轻拍，或用盐、醋、酒、清凉油等涂抹，蚂蟥即自然脱出。伤处可涂碘酒或撒九一丹，以预防感染。

（2）蜂螫伤：蜜蜂毒液是酸性的，所以往伤口上涂碱水、肥皂水、氨水等碱性液体可缓解疼痛症状，也可将葱头洗净后切一片摩擦螫伤处，有止痛消肿作用；局部症状严重时可用火罐、吸引器将毒液吸出，也可将鲜少许马齿苋捣烂取汁内服，药渣外敷患处。如疑有蜂刺遗留时，可用胶布粘贴蜂螫处，再扯下，以拔除可能遗留的蜂刺。

（3）蜈蚣咬伤：蜈蚣毒液是酸性的，可用稀碱水、肥皂水清洗或浸泡伤口。稀薄的氨水、碳酸氢钠溶液都有良好的止痛效果，也可口服镇痛药；将鲜乳汁或大青叶、薄荷叶等中草药捣烂后涂在伤口上，也可缓解疼痛症状。

（4）蝎子螫伤：蝎子毒性也是酸性的，往伤口上涂一些稀薄的碱水或氨水，可使疼痛减轻，冷敷也可防止毒液扩散和吸收。严重时可将伤口挑破，使毒血外流，也可用吸引器将毒血吸出，然后用弱碱液或高锰酸钾溶液洗涤伤口。

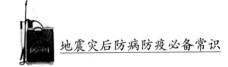

（5）毒蜘蛛咬伤：除局部剧痛外，伤处可看到有两个小红点，伤员可出现面色青紫、出大汗、呼吸困难、脉搏慢等症状，应及时处理。如伤口在肢端，立即用带结扎近心侧，每隔20分钟放松1分钟，局部用1：5000高锰酸钾溶液洗净，对伤口进行常规消毒后作十字形切口，用火罐抽吸毒液，再用石炭酸烧灼才能放松结扎带，伤口周围敷以溶化的蛇为片，蜇伤严重者要口服蛇药片。

（6）蚊子、臭虫、金毛虫（洋拉子）和白蛉咬蜇伤：蚊子、臭虫、洋拉子和白蛉的毒液都是酸性的，涂些碱水、肥皂水都可减轻痛痒症状，也可使用除虫咬水、清凉油等外用药。

（7）狗咬伤：在有些地方，狗或其他动物咬伤有引起狂犬病的危险，如果皮肤已被咬破，要到医院处理。确定咬人的狗或其他动物已被控制，使你和伤者不会再有危险。用干净水冲洗伤处，不要在伤处涂擦任何零售软膏或其他类似物。在伤口置一干净软垫并包扎，呼叫医疗救助或将伤者送至医院进行检查并注射抗毒或服抗感染药。

（8）蛙类咬伤：发现蛙类附着皮肤上吸血时切忌用力牵拉蛙体，用高渗盐水或盐粒洒在蛙体上使其自行脱落。伤口处用5%碳酸氢钠液加0.02%呋喃西林液冲洗后包扎。如伤口流血不止，可在局部进行止血。

六、毒蛇咬伤

蛇多数生活在阴凉潮湿的地方，一般不主动向人发动攻击，被行人误踩或碰撞时才会咬人，当人在割草、砍柴、采野果、拔菜、散步、军训时易被毒蛇咬伤。出现自然灾害（如水灾、地震）时蛇会窜到安全的处所，与人相遇，这时被蛇咬伤的事件便会发生。蛇可分为毒蛇和无毒蛇两类。

毒蛇的头多呈三角形，颈部较细，尾部短粗，色斑较艳，咬人时嘴张得很大，牙齿较长。无毒蛇咬人留下的牙痕细小，排成八字形的两排；被毒蛇咬伤后皮肤上常见两个又大又深的牙痕。无法判定是否毒蛇咬伤时，按毒蛇咬伤急救。

（一）症　状

被毒蛇咬伤后，病人出现症状的快慢及轻重与毒蛇种类、蛇毒的剂量与性质有明显的关系。当然咬伤的部位、伤口的深浅及病人的抵抗力也有一定的影响。毒蛇在饥饿状态下主动伤人时，排毒量大，后果严重。

1. 神经毒致伤的表现

伤口局部出现麻木，知觉丧失，或仅有轻微痒感。伤口红肿不明显，出血不多，约在伤后半小时后，觉头昏、嗜睡、恶心、呕吐及乏力，重者出现吞咽困难、声嘶、失语、眼睑下垂及复视，最后可出现呼吸困难、血压下降及休克，致使机体缺氧、发绀、全身瘫痪。如抢救不及时则最后出现呼吸及循环衰竭，病人可迅速死亡。神经毒吸收快，危险性大，又因局部症状轻，常被人忽略。伤后的第1～2天为危险期，一旦渡此期，症状就能很快好转，而且治愈后不留任何后遗症。

2. 血液毒致伤的表现

咬口的局部迅速肿胀，并不断向近侧发展，伤口剧痛，流血不止。伤口周围的皮肤常伴有水泡或血泡，皮下瘀斑，组织坏死，严重时全身广泛性出血，如结膜下瘀血、鼻衄、呕血、咳血及尿血等。个别病人还会出现胸腔、腹腔出血及颅内出血，最后导致出血性休克。病人可伴头痛、恶心、呕吐、腹泻、关节疼痛及高热。由于症状出现较早，一般救治较为及时，故死亡率可低于神经毒致伤的病人，但由于发病急，病程较持久，所以危险期也较长，治疗过晚则后果严重，治愈后常留有局部及内脏的后遗症。

3. 混合毒致伤的表现

兼有神经毒及血液毒的症状。从局部伤口看类似血液毒致伤，如局部红肿、瘀斑、血泡、组织坏死及淋巴结炎等。从全身来看，又类似神经毒致伤。此类伤员死亡原因仍以神经毒为主。

（二）治 疗

毒蛇咬伤后现场急救很重要，被蛇咬伤后不要慌张，应马上检查伤口，判断咬人的是否毒蛇。无毒蛇咬伤的话，不用特殊处理，往伤处涂点红药水或碘酒就可以了。如果肯定是毒蛇咬伤或当时不能判断咬入的蛇有没有毒，就应按毒蛇咬伤处理：用橡皮管、皮带、布条、绳子等捆扎在伤口上侧，尽量去除伤口里的毒液；用双氧水或冷开水、盐水等冲洗伤口；然后用消毒（如火烧）过的小刀或刀片划开牙痕之间的皮肤；手指在伤口两侧挤压，以排出毒液。紧急时可直接用嘴吮吸（注意嘴里不能有破损），吸后马上把吸进的液体吐掉并且漱口；如果有蛇药或半边莲等草药，可以敷在伤口上。急救处理后应把伤者送到医疗单位继续治疗，具体如下：

1. 阻止毒液吸收

被咬伤后，蛇毒在3～5分钟内就迅速进入体内，应尽早的采取有效措施，防止毒液的吸收。

（1）绑扎法——是一种简便而有效的方法，也是现场容易办到的一种自救和互救的方法。即在被毒蛇咬伤后，立即用布条、手巾或绷带等物，在伤肢近侧5～10厘米处或在伤指（趾）根部予以绑扎，以减少静脉及淋巴液的回流，从而达到暂时阻止蛇毒吸收的目的。在后送途中应每隔20分钟松绑一次，每次1~2分钟，以防止瘀血及组织坏死，待伤口得到彻底清创处理和服用蛇药片3~4小时后，才能解除绑带。

（2）冰敷法——有条件时，在绑扎的同时用冰块敷于伤肢，使血管及淋巴管收缩，减慢蛇毒的吸收。也可将伤肢或伤指浸入4~7℃的冷水中，3~4小时后再改用冰袋冷敷，持续24~36小时即可，但局部降温的同时要注意全身的保暖。

（3）伤肢制动——受伤后走动要缓慢，不能奔跑，以减少毒素的吸收，最好是将伤肢临时制动后放于低位，送往医疗站，必要时可给病人服用适量的镇静药，使病人保持安静。

2. 促进蛇毒的排出及被破坏

存留在伤口局部的蛇毒，应采取相应措施，促使其排出或破坏。最简单的方法是用嘴吸吮，每吸一次后要作清水漱口，当然吸吮者腔黏膜及唇部应无溃破之处，也可用吸乳器械拔火罐等，吸出伤口内之蛇毒，效果也较理想。伤口较深并有污染者，应彻底清创。消毒后应以牙痕为中心，将伤口作"＋"或"＋＋"形切开，使残存的蛇毒便于流出，但切口不宜过深，以免伤及血管。咬伤的部位在手或足部时，也可用三棱针或刀尖在八邪穴或八风穴，向近侧皮下刺入一厘米后，由近向远轻轻按摩，加速蛇毒的排出。伤口扩大后，还可用各种药物作局部的湿敷或冲洗，以达到破坏或中和蛇毒的目的。常用的外敷药有30%盐水或明矾水，用于伤口冲洗的外用药有1：5000的高锰酸钾溶液及5%~10%的盐水。

胰蛋白酶局部注射有一定作用，它能分解和破坏蛇毒，从而减轻或抑制病人的中毒症状，用法是用生理盐水2~4毫升溶解胰蛋白酶后，在伤口基底层及周围进行注射，12~24小时后可重复注射；注射速尿、利尿酸钠

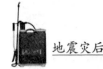

或甘露醇等，可加速蛇毒从泌尿系统的排出。

3．抑制蛇毒作用

主要是内服和外敷有效的中草药和蛇药片，达到解毒、消炎、止血、强心和利尿作用，抗蛇毒血清已广泛用于临床，对治疗同种毒蛇咬伤效果较好。

（1）各种蛇药片——目前用于临床的蛇药片已有十余种，使用时首先要弄清所用的药片对哪种毒蛇有效；其次是用药要早，剂量要大，疗程要长；最后，必须有针对性地采用其他中西医的辅助治疗。临床上用得最广的是南通蛇药片（又称季德胜蛇药片），伤后应立即服20片，以后每隔6小时服10片，持续到中毒症状明显减轻为止。同时将药片加温开水调成糊状，涂在伤口的周围及肢体胀肿的上端3～4厘米处。广州蛇药片（何晓生蛇药片）疗效也较好，伤后立即服5片，以后每3小时服5片，重症者药量加倍。另外，上海蛇药片主治蝮蛇咬伤，蛇三满蛇药片主治金环蛇和银环蛇咬伤。

（2）中草药单方——可用新鲜半边莲（全草）30～60克，捣烂后取其汁内服，有解毒和利尿排毒作用；也可用新鲜乌柏嫩芽30克，捣烂取汁内服，药渣外敷，可预防蛇毒攻心。

（3）血清治疗——抗蛇毒血清对毒蛇咬伤有一定的疗效，单价血清疗效可高达90％，但多价血清疗效仅为50％。目前已试用成功的血清有抗蝮蛇毒血清、抗眼镜蛇毒血清、抗五步蛇毒血清和抗银环蛇毒血清等，有的已精制成粉剂，便于保存。使用抗蛇毒血清之前应先做皮肤过敏试验，试验结果为阴性者可注射。

4．全身支持疗法

毒蛇咬伤后的数日内病情较重，中毒症状明显，常伴有不同程度的水电解质紊乱和休克，严重者会出现呼吸衰竭、心力衰竭、急性肾功能衰竭、溶

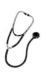

血性贫血，因而积极的全身治疗及纠正主要脏器的功能是非常重要的。血压低时应及时给输血和补液，进行抗休克治疗；呼吸微弱时给以呼吸兴奋剂和吸氧，必要时进行辅助性呼吸；肾上腺皮质激素及抗组织胺类药物的应用，对中和毒素和减轻毒性症状有一定的作用；全身抗感染药物，对防治局部组织的坏死是很重要的，常规注射 TAT 以预防破伤风的发生。

（三）预　防

蛇咬伤严重的威胁着广大劳动者的身体健康，应在危害最大的地区，采取积极的预防措施，尽量减少蛇咬伤的发病率，降低死亡率。

首先要建立健全的蛇伤防治网，从组织上及人力上予以落实，做到任务明确，专人负责。其次要发动群众搞好住宅周围的环境卫生，彻底铲除杂草，清理乱石，堵塞洞穴，消灭毒蛇的隐蔽场所，经常开展灭蛇及捕蛇工作，同时要搞好预防蛇伤的基本知识。在野外从事劳动生产的人员，进入草丛前，应先用棍棒驱赶毒蛇，在深山丛林中作业与执勤时，要随时注意观察周围情况，及时排除隐患，应穿好长袖上衣，长裤及鞋袜，必要时戴好草帽。遇到毒蛇时不要惊慌失措，应采用左、右拐弯的走动来躲避追赶的毒蛇，或是站在原处，面向毒蛇，注意来势左右避开，寻找机会拾起树枝自卫。四肢涂擦防蛇药液及口眼蛇伤解毒片，均能起到预防蛇伤的作用。

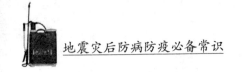

疾病防治篇

　　地震是一种突发的自然灾害，震后生态环境和生活条件受到极大破坏，卫生基础设施损坏严重。下水道堵塞，垃圾遍地、污水流溢；蚊虫孳生，鼠害泛滥；供水设施遭到破坏，饮用水源受到污染；食品供应短缺，腐败变质现象严重，加工条件简陋；灾区人群对病菌的抵抗力下降。再加上畜禽尸体腐烂变臭，使得尸体以及伤口成为病菌生长繁殖的理想场所，使得菌源产生，极易引发一些传染病并迅速蔓延，历史上就有"大灾后可能有大疫"的说法。因此，充分了解灾后可能引发的疾病、防疫工作中需要注意哪些问题、如何利用有限的资源防病治病等非常重要。

一、震区常见传染病及预防

（一）震区常见的传染病

1. 肠道传染病

　　肠道疾病是地震等灾害环境条件下极易发生的疾病种类，严重影响年老体弱者、婴幼儿和青少年的健康。肠道传染病是由各种病原体经口侵入肠道并能由粪便排出病原体的传染性疾病，主要是因为摄入了受到污染的水、食物等所致，也可经日常生活接触等感染。通常起病急，主要临床表现为呕吐、腹痛、腹泻等。常见的有霍乱、甲型肝炎和戊型肝炎（分别简称甲肝和戊肝）、伤寒、痢疾、感染性腹泻、肠炎等。

2. 人畜共患病

根据世界卫生组织（WHO）的定义，人畜共患病是指在人及脊椎动物之间能自然传染的所有疾病和感染。病原包括病毒、细菌、霉形体、螺旋体、衣原体、立克次氏体、真菌、原生动物和内外寄生虫等。参与传播的主要为伴侣动物、观赏动物、野生脊椎动物和无脊椎动物。可通过人与患病动物的直接接触，或经由动物媒介（如节肢动物、啮齿动物等）和污染病原的空气、水和食品等传播。历史上人畜共患病的多次流行，曾给人类造成巨大损失。有些共患病是引起人类致命性的疾病，如狂犬病、鼠疫、肉毒中毒病、日本脑炎等。另外像结核病、沙门氏杆菌病、志贺菌病、皮肤真菌病等，对人类健康也会造成较大危害。由宠物引起的疾病也是屡见不鲜，对人类公共卫生造成极大影响。随着科学技术的发展，人畜共患病还会陆续地被发现和证实。

3. 自然疫源性疾病（虫媒传染病）

自然疫源性疾病是指在自然条件下长期存在、在自然界野生动物间流行的疾病，并在一定条件下会感染人类。由于病原体只在特定地区的生物群落中循环，因而自然疫源性疾病具有典型的区域性。自然疫源性疾病往往以野生脊椎动物为宿主，以节肢动物为传播媒介，也称虫媒传染病。常见的有流行性乙型脑炎、鼠疫、莱姆病、疟疾、登革热等危害性较强的传染病。虫媒传染病与鼠传疾病构成了媒介生物性疾病（习惯上均称虫媒传染病）。这类传染病在我国每年传染病总发病病例中约占 5% ~ 10%，但它的病死人数则占传染病总死亡人数的

30%～40%。常见的病媒昆虫有蚊子、苍蝇、蟑螂、臭虫、虱子、跳蚤、蚂蚁等，此外还包括蠓、蚋、虻、白蛉等。不同虫媒传染病的传染源和传播媒介是不尽相同的。宿主动物媒介的数量密度、活动性等随气温、环境改变而变化，因而自然疫源性疾病在动物或人间的流行表现为明显的季节性。此外，自然疫源性疾病受人类经济活动的影响比较显著。

4. 经皮肤破损引起的传染病（经接触和土壤传播的疾病）

皮肤损伤及损伤后的感染会引发皮肤疾病以及相应的继发疾病，特别是皮肤一旦破损，伤口就会受到化学品损伤和微生物感染，轻者发生皮肤感染，重者发生经皮肤感染的传染病，如破伤风、气性坏疽、钩端螺旋体病等。

5. 呼吸道传染病

呼吸道传染病是指病原体从人体的鼻腔、咽喉、气管和支气管等呼吸道感染侵入而引起的有传染性的疾病。呼吸道与外界相通，受各种病原体侵袭的机会较多，由此而引起呼吸道传染病的发生。常见有流行性感冒、麻疹、水痘、风疹、流脑、流行性腮腺炎、肺结核等。常见的呼吸道传染病病原体主要有病毒、细菌、支原体和衣原体等，例如流感病毒、麻疹病毒、脑膜炎球菌、结核杆菌等。地震后人员聚集程度高，流动性大，生活空间狭小，相互之间接触频繁，容易导致如流脑、麻疹、流感等。冬春季是呼吸道传染病的高发季节，天气骤变的情况下也易发病。儿童、老年人、体弱者、营养不良或慢性疾病患者、过度劳累者、精神高度紧张者等人群容易患呼吸道传染病。

甲类传染病	鼠疫　霍乱
乙类传染病	传染性非典型肺炎，艾滋病，病毒性肝炎，脊髓灰质炎，人感染高致病性禽流感，麻疹，流行性出血热，狂犬病，流行性乙型脑炎，登革热，炭疽，细菌性和阿米巴性痢疾，肺结核，伤寒与副伤寒，流行性脑脊髓膜炎，百日咳，白喉，新生儿破伤风，猩红热，布鲁氏菌病，淋病，梅毒，钩端螺旋体病，血吸虫病，疟疾。
丙类传染病	流行性感冒、流行性腮腺炎、风疹、急性出血性结膜炎、麻风病、流行性和地方性斑疹伤寒、黑热病、丝虫病、包虫病、除霍乱、细菌性和阿米巴性痢疾、伤寒和副伤寒以外的感染性腹泻病。

（二）震后传染病的预防

针对传染病流行的三个基本环节，以综合性防疫措施为基础，其主要预防措施如下：

1. 管理传染源

（1）对病原携带者进行管理与必要的治疗。特别是对食品制作供销人员，炊事员，保育员作定期带菌检查，及时发现，及时治疗和调换工作。

（2）对传染病接触者，须进行医学观察、留观、集体检疫，必要时进行免疫法或药物预防。

（3）对感染动物的管理与处理 对动物传染源，有经济价值的野生动物及家畜，应隔离治疗，必要时宰杀，并加以消毒，无经济价值的野生动物发动群众予以捕杀。

2. 切断传播途径

根据传染病的不同传播途径，采取不同防疫措施：

（1）肠道传染病：作好床边隔离，吐泻物消毒，加强饮食卫生及个人卫生，作好水源及粪便管理。

（2）呼吸道传染病：应使室内开窗通风，空气流、空气消毒，个人戴口罩。

（3）虫媒传染病：应有防虫设备，并采用药物杀虫、防虫、驱虫。

3．保护易感人群

提高人群抵抗力，有重点有计划的预防接种，提高人群特异性免疫力：

（1）人工自动免疫是有计划的对易感者进行疫苗、菌苗、类毒素的接种，接种后免疫力在1～4周内出现，持续数月至数年。

（2）人工被动免疫是紧急需要时，注射抗毒血清、丙种球蛋白、胎盘球蛋白、高效免疫球蛋白。注射后免疫力迅速出现，维持1～2月即失去作用。

新生人口增加、易感者的集中或进入疫区，部队的新兵入伍，易引起传染病流行。病后获得免疫、人群隐性感染、人工免疫，均使人群易感性降低，不易传染病流行或终止其流行。

二、防治肠道传染病

注意饮水和饮食卫生是预防肠道传染病的关键。

保护水源，特别是生活饮用水，免受污染，用漂白粉或漂白粉精片（净水片）消毒生活饮用水。

注意饮食卫生，不喝生水，饭前便后洗手，不吃腐败变质或受潮霉变的食品，不吃死亡的禽畜，不用脏水漱口或洗瓜果蔬菜，碗筷应煮沸或用消毒剂消毒，刀、砧板、抹布也应严格消毒，生熟食品应分开存放，水产品和海鲜食物要煮熟煮透再吃。

注意环境卫生，消灭蚊蝇，不随地大小便，粪坑中加药杀蛆，动物尸体要深埋，有条件的可加放生石灰消毒，土层要夯实。要及时消除垃圾、污物、环境消毒、管理好粪便、垃圾。

（一）急性细菌性痢疾

急性细菌性痢疾是由痢疾杆菌引起的急性肠道传染病。细菌性痢疾是小儿较常见的一种肠道传染病，由于进食了被痢疾杆菌污染的食物和水源，或经污染的手、苍蝇等方式传播，其传染源是病人和带菌者，人群普遍易感。潜伏期为 1～3 天，临床上以发热、腹痛、腹泻、里急后重及排含黏液、脓血的稀便为其主要症状。中毒型痢疾是细菌性痢疾的危重临床类型，起病急，发展快，病情严重，常发生惊厥及休克，易引起死亡，必须早期诊断、及时治疗。细菌性痢疾的流行以夏秋两季为主，东南沿海地区一般从 3 月份开始，5～6 月份达高峰，11 月份才下降，是我国的多发传染病之一。

【临床表现】

普通型（典型）：起病急，发烧 39℃ 以上，继之出现腹痛、腹泻，大便开始时为稀便或水样便，以后大便次数增多，便量逐渐减少，并且转变为黏液便或脓血便，一般每日 10～20 次，严重者可达 20～30 次，大便时里急后重感（大便时有下坠感、排便不尽感）明显，经过治疗，症状可望5～7 天得到控制，整个病程约 1～2 周。腹泻后可有口渴，尿量减少等。

中毒型急性发作时，可出现高热和感染性休克症状，以严重毒血症、休克或中毒性脑病为主要临床表现。

【治疗要点】

治疗的重点在于积极控制感染，鼓励病人多喝水，特别是冲服口服补液盐水。患病期间，小儿应卧床休息，多喝水，吃易消化清淡半流质食物。病儿使用的物品注意消毒。

（1）对症治疗——积极控制高热，采用药物与物理降温。恢复期口服肠黏膜保护剂（思密达）与微生态调节剂（培菲康），可加速控制腹泻。

（2）继续进食——鼓励正常饮食。

（3）抗菌治疗——首选黄连素联合诺氟沙星，或氧氟沙星，或环丙沙星，口服，疗程3~5天。

①黄连素：成人每次0.5克，2次/天。小儿30毫克/千克/天。

②诺氟沙星：成人每次0.4克，2次/天。小儿禁用

③氧氟沙星：成人每次0.3克，2次/天。小儿禁用

④环丙沙星：成人每次0.4克，2次/天。小儿禁用

重症及6月龄以下婴儿可选用下列药物：

①头孢氨噻肟，成人每次1克，1/12小时，肌注；儿童50~100毫克/千克/天。

②头孢去甲噻肟及头孢曲松，剂量同①。

③对青霉素过敏者，可选用阿米卡星，成人每次80毫克，1/12小时，肌注。小儿2~5毫克/千克/天。妥布霉素，成人每次80毫克（8万单位），每8~12小时一次，小儿4毫克/千克/天，分2次肌注或静滴。

其他：尚可选用磷霉素、口服庆大霉素、SMZ-TMP（服用后需多喝水）等。

（4）液体疗法——对轻症患者，必须口服足够液体以预防脱水。有脱

水者，采用口服补液盐纠正脱水（米汤加盐、盐糖水、ORS）。重度脱水者，以静脉补液和口服补液同时进行。

【疫源阻断】

1. 管理传染源

（1）对病原携带者进行管理与必要的治疗。做好消毒隔离工作，病人使用的器具及污染场所，用苯扎溴铵、过氧乙酸或0.5%漂白粉澄清液喷洒、擦拭或浸泡；食具要煮沸15分钟消毒，病人的粪便要用1%漂白粉液浸泡后再到入下水道。

（2）对传染病接触者，须进行医学观察、留观、集体检疫，必要时进行免疫法或药物预防。

2. 切断传播途径

（1）作好床边隔离，吐泻物消毒。

（2）作好水源及粪便管理。搞好环境卫生，加强厕所及粪便管理，消灭苍蝇孳生地，发动群众消灭苍蝇。

（3）加强饮食卫生及水源管理，尤其对个体及饮食摊贩做好卫生监督检查工作。

（4）对集体单位及托幼机构的炊事员、保育员应定期检查大便，做细菌培养。

（5）加强卫生教育，人人做到饭前便后洗手，不喝生水，不吃变质和腐烂食物，不吃被苍蝇沾过的食物。

3. 保护易感人群

（1）不要暴饮暴食，以免胃肠道抵抗力降低。

（2）对小儿要加强卫生教育，培养小儿"饭前便后洗手"、不喝生水、

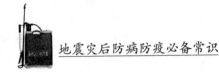

生吃瓜果要洗烫的好习惯，不吃不洁食物，特别是被苍蝇爬过的食物。

（二）伤寒

伤寒是由伤寒沙门氏菌引起的急性肠道传染，又称为肠热病。本病传染源为病人和带菌者，经粪—口途径传播，饮用被病原体污染的水或饮料，生吃被污染的蔬菜、瓜果、水产品等是最重要的传播方式，也可通过日常生活接触（与病人和带菌者有较密切的接触史）及苍蝇传播，人群普遍易感，以夏秋两季发病较多。本病潜伏期3～35天，主要表现为持续高热，腹部不适，全身中毒症状、脾肿大与白细胞减少等，部分病人有玫瑰疹和相对缓脉，主要系病原经血播散至全身全器官，而并非肠道局部病变所引起。主要并发症为肠出血与肠穿孔。

【临床表现】

主要症状：发热、头痛、周身不适、食欲减退、腹胀、便秘和轻度腹泻。体温呈阶梯型上升，5～7日可达39～40℃以上，高烧持续不退，可达10～14天。

典型者分为4期：

（1）初期（第1周）：起病缓慢，畏寒发热，伴全身乏力、关节肌肉酸痛，体温逐渐呈现稽留热，继之出现皮肤玫瑰疹。

（2）极期（第2～3周）：体温持续高热，可出现表情淡漠，相对缓脉，反应迟钝、昏睡、谵妄、脑膜刺激或精神失常等全身中毒症状；可有腹胀、腹泻等消化道症状；多有肝功能损害及肝大、脾大等。

（3）缓解期（第3～4周）：体温逐渐呈阶梯性下降，全身症状改善。此期易发生肠穿孔和肠出血，要特别注意饮食，避免坚硬、难消化、易胀气和刺激性食物。

（4）恢复期（第4～8周）：临床症状消失，体温正常，1个月左右可完全恢复。

【治疗要点】

1. 一般对症治疗

给予高热量、高维生素、易消化、少渣饮食。高热者物理降温，不宜用发汗退热药。腹胀禁用泻药或高压灌肠，可用肛管排气。注意口腔及皮肤卫生，防压疮及肺炎。恢复期不可过饱，可少食多餐，以免诱发肠穿孔和肠出血。

2. 抗菌治疗

口服或静脉滴注喹诺酮类抗菌药物，如氧氟沙星或诺氟沙星等，疗程7～10天。

3. 并发症治疗

肠出血给予酚磺乙胺及云南白药等止血药物，必要时输血，出现休克内科疗效不良时及时做外科手术切除出血灶。肠穿孔应尽早手术，不能手术者取半坐位加强支持治疗，积极防治腹膜炎。治疗停止后，应随访观察大便培养结果，每月1次、连续3个月阴性为治愈。

【疫源阻断】

（1）发现患者应及早隔离治疗，彻底治疗伤寒带菌者。病人使用的器具及污染场所，用苯扎溴铵、过氧乙酸或0.5%漂白粉澄清液喷洒、擦拭或浸泡，其排泄物及衣物等应彻底消毒。对污染水源进行无害化处理。

（2）对带菌者（身体内携带病菌，但本人暂不发病）应早期发现，严格登记，认真处理。对高校、食堂、饮食行业、自来水厂、牛奶厂等工作人员以及伤寒恢复期病人均应作定期检查，如发现带菌者，应调离工作，

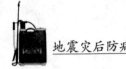

并给予彻底治疗。密切接触者也应进行检疫。

（3）采取综合措施加以防范，搞好"三管一灭"（粪便管理、水源管理、饮食卫生管理和消灭苍蝇）。

（4）养成良好卫生与饮食习惯，坚持饭前、便后洗手，不饮生水、不吃不洁食物。

（5）易感人群可接种疫苗。

（三）副伤寒

副伤寒是由副伤寒杆菌所致的急性传染病，其传染源也是病人和带菌者。传播途径与伤寒大致相同，但以食物传播较为常见，因副伤寒杆菌可在食物中较长时间存在，以夏秋两季发病较多。总的来讲，副伤寒的传染方式、临床表现与伤寒相似，但与伤寒相比，症状轻、病程短、并发症少，预后要好。副伤寒的病原体有3种，副伤寒甲杆菌、副伤寒乙杆菌及副伤寒丙杆菌。副伤寒甲、乙的发病机理与病理变化大致与伤寒相同；副伤寒丙的肠道病变较轻，肠壁可无溃疡形成，可表现为急性胃肠炎或脓毒血症，但体内其他脏器常有局限性化脓病变，可见于关节、软骨、胸膜、心包等处。在自然条件下，副伤寒杆菌一般只能感染人类，仅偶尔感染动物。我国副伤寒的发病率较伤寒为低，成年人中以副伤寒甲为多，儿童易患副伤寒乙，但可因地区、年代等而不同。

【临床表现】

副伤寒的潜伏期较伤寒短，一般为8~10天，有时可短至3~6天。副伤寒甲、乙的症状与伤寒类似，但副伤寒丙的症状较特殊：

副伤寒甲、乙　起病徐缓，但骤起者不少见，尤以副伤寒乙为多。开始时可先有急性胃肠炎症状如腹痛、呕吐、腹泻等，2~3天后症状减轻，继而体温升高，伤寒样症状出现。发热常于3~4天内达高峰，波动较大，极少稽留。热程较伤寒短，毒血症状较轻，但肠道症状则较显著。皮疹出现较早，且数量多，直径大。复发与再燃多见，而肠出血、肠穿孔少见。

副伤寒丙　临床症状复杂，常见有以下3种类型：

（1）伤寒型：症状与副伤寒甲、乙大致相似，但较易出现肝功能异常。

（2）胃肠炎型：以胃肠炎症状为主，表现为发热、恶心、呕吐、腹痛、腹泻，病程短。

（3）脓毒血症型：常见于体弱儿童和慢性消耗疾病患者。发病急、寒战、高热、热型不规则型，热程1~3周不等。常有皮疹、肝大、脾大、并可出现黄疸。半数以上病人可出现胸膜炎、脓胸、关节及骨的局限性脓肿、脑膜炎、心包炎、心内膜炎、肾盂肾炎等迁徙性化脓性并发症，此类并发症极顽固，治疗期长且困难。对并发化脓性病灶者，一旦脓肿形成，可行外科手术治疗，并加强抗菌药物的使用。

在副伤寒中，副伤寒甲的症状与伤寒最为相似，单从临床表现，难以区别伤寒与副伤寒甲。副伤寒乙发病要比副伤寒甲为急，常因高热而发生惊厥。另一特点是腹泻，几乎所有的病例都有腹泻，多为黏液便，无脓血，持续时间较长。然发病急，病状较重，预后却良好。

副伤寒丙是副伤寒中病情及症状较重的，一般发热程度高，持久时间长。血中常存在病菌，内脏常见化脓性病灶，血中存在的细菌毒素也多，故而将其称为"败血症型"、"脓毒血症型"及"毒血症型"。全身症状除高热外，还有寒战、头痛、精神不振或烦躁不安，肝大、脾大，甚至出现黄疸。还可以发生骨髓炎、关节炎、胸膜炎、脑膜炎等。病程1~3周，重症预后不佳。

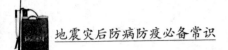

【治疗要点】

副伤寒甲、乙、丙的诊断、治疗与伤寒大致相同。对并发化脓性病灶者，一旦脓肿形成，可行外科手术治疗，并加强抗菌药物的使用。

【疫源阻断】

（1）急性期应住院接受隔离治疗，直到检验结果为阴性为止，方可解除监视。患者粪便、尿液及污染用具需施行消毒。病人使用的器具及污染场所，用苯扎溴铵、过氧乙酸或0.5%漂白粉澄清液喷洒、擦拭或浸泡。

（2）彻底治疗带菌者。

（3）对污染水源进行无害化处理。修建冲水式厕所，且粪便应排入污水系统。厕所内要消灭苍蝇。充分供应卫生纸以免粪便污染手指。饭前便后均应正确使用肥皂洗手，最好用流动的水洗手。

（4）自来水应消毒完善，注意饮用水不可受到废水之污染，并经煮沸消毒后始可饮用。

（5）食物之处理保存要特别小心，处理食物前应正确使用肥皂洗手，并将食物冷藏保存。

（6）以纱窗、杀虫剂喷雾法或含杀虫剂诱饵来杀灭苍蝇。经常清除垃圾、厕所加装纱窗，使苍蝇无法孳生。

（四）阿米巴痢疾

阿米巴痢疾是由溶组织阿米巴原虫引起的肠道传染病，人群普遍易感。传染源主要为无症状的溶组织阿米巴包囊者、慢性及恢复期患者，其排出粪便中的阿米巴原虫包囊通过手、食物、饮水、苍蝇和蟑螂等途径，经消化道进入人体。本病病变主要在盲肠与升结肠，临床上以腹痛、腹泻、排暗红色果酱样大便为特征，易变为慢性，并可引起肝脓肿等并发症。阿米巴痢疾分布遍及全球，以热带和亚热带地区为多见，呈稳定的地方性流行。感染率与社会经济水平、卫生条件、人口密度等有关。如温带发达国家感染率为 0～10%，热带发展中国家则可达50%以上，农村患者多于城市。夏秋季发病较多，男性高于女性，成人多于儿童，典型的年龄曲线高峰在青春期或青年期。多呈散发性，我国多见于北方，偶因水源污染等因素而暴发流行。我国近年来急性阿米巴痢疾和肝脓肿病例，除个别地区外，已较为少见，某些地方感染率已不到10%。阿米巴痢疾预后一般良好，与病程长短、有无并发症、是否及早诊断和及时有效地治疗有关。暴发型患者、有脑部迁徙性脓肿、肠穿孔及弥漫性腹膜炎等患者预后较差。

【临床表现】

潜伏期为7～14天。起病缓慢。有腹痛、腹泻，大便次数每日可达10余次，呈黏液脓血便，暗红色或果酱样，有恶臭，腹痛以右侧为明显。暴发型者急性起病，症状严重，多有脱水和电解质表现，易引起肠穿孔和肠出血。慢性阿米巴痢疾多因急性期治疗不当或病人体质较差，症状反复出现，迁延不愈达2个月以上者，发作期的临床症状与急性的相仿，久病可出现贫血、消瘦、营养不良及肝脾肿大。腹泻与便秘可交替出现，下腹部痛。

【治疗要点】

1. 一般对症治疗

根据患者的不同症状给予对症处理，同急性及慢性菌痢。

2. 抗病原治疗

根据病情选用下列药物之一：

（1）甲硝唑（灭滴灵）：成人0.4～0.6克，3/天，小儿15毫克/千克，3/

天，连用10天。不能口服者，可用0.5%注射液静滴；能口服时改口服。服药期间忌酒，孕妇及哺乳期妇女忌服。慢性病例，可采用保留灌肠。

（2）替硝唑（甲硝磺酰咪唑）：成人2克，儿童50毫克/千克，每日清晨顿服，3天为一疗程。亦可用哌硝噻唑0.18，3次/天，儿童10毫克/千克/天，疗程7~10天，必要时连服1~2疗程。

（3）去氢依米丁（去氢吐根碱）：成人60~80毫克，小儿1毫克/千克，1次/天，肌注，连用5~10天。毒性较盐酸依米丁为小，副作用较轻。

（4）盐酸依米丁（盐酸吐根碱）：成人60毫克，小儿1毫克/千克，1次/天，肌注，连用6天。本品可致心肌损害及中毒性肌炎，治疗中应卧床休息，经常注意观察血压、脉搏、心电图，每次注射前听心音、测血压，如有改变，应考虑减量或停药。孕妇及心、肾病患者忌用。

（5）二氯散：0.5克，3/天，连服10天。

在应用上述药物一个疗程后，须选用下列药物之一，继续治疗（甲硝唑可单用）：

①磺碘喹啉：0.5克，3次/天，连用10天。

②双碘喹啉：0.6克，3次/天，连服20天。

③巴龙霉素：0.5克，4次/天，7~10天为一疗程。

暴发型患者可选用依米丁3天，甲硝唑一疗程，同时加用诺氟沙星或妥布霉素或头孢曲松、拉氧头孢，以防治继发细菌感染。

3．带包囊者治疗

可予二氯散0.5克，3次/天，共10天；或用甲硝唑0.4克，3次/天，共5天。

4．接触者进行医学观察

必要时服甲硝唑一疗程。大便有变化时，应及时涂片或培养痢疾阿米巴原虫。甲硝唑0.4—0.8克/次，3次/天。5~10天为一疗程。

此外，大蒜对急、慢性阿米巴痢疾均有效，且防治兼用。可单食大蒜，或用10~15克大蒜捣烂，用白糖水冲服。或口服10%大蒜糖浆剂，每次服5~20毫升，日服3次。或用10%的大蒜浸液100毫升保留灌肠，每日1次，连用6日。

【疫源阻断】

1. 管理传染源

对患者和带菌者要做到早发现、早隔离、早治疗，并予以彻底治疗。

2. 切断传播途径

(1) 加强环境卫生、饮食卫生和个人卫生等多方面管理。

(2) 认真贯彻"三管一灭"，即饮食、水、粪便的管理及消灭苍蝇，粪便及排泄物应深埋或加漂白粉消毒，防止粪便流失污染水源、食品等；消灭苍蝇。把住病从口入关。

(3) 做到"四不吃"，即不吃生冷蔬菜、饮食，不吃不洁瓜果，不吃变质食物，不吃未经处理的剩饭剩菜。食具要消毒，

(4) 注意个人卫生，养成饭前便后洗手，生吃瓜果要洗净，不喝生水等良好卫生习惯。

(五) 霍　乱

霍乱又称二号病（在《传染病防治法》中列第二位)，是由霍乱弧菌引起的急性肠道传染病，发病急，传播快，可以引起流行、爆发和大流行。由于进食了被霍乱弧菌污染的又未经消毒处理的食物和水源，经口传播；或来自疫区，与病人及带菌者有较密切的接触史，通过被带菌者排泄物污染的手和物品以及食用经苍蝇污染过的食物等途经传播，人群普遍易感，胃酸缺乏者尤其易

感。主要临床表现为剧烈腹泻、呕吐、大量米泔样排泄物、水电解质紊乱和周围循环衰竭,严重休克者可并发急性肾功能衰竭;也有些轻型患者仅有轻度腹泻。大多数霍乱患者的潜伏期为1~2天(数小时至五六天)。潜伏期后,典型病人起病急骤,少数有头昏、倦怠、腹胀、轻度腹泻等前驱症状。沿海地区是霍乱的主要流行区,我国的流行时间为3~11月份,6~9月份是流行高峰。在我国属甲类传染病,也是国际三大检疫传染病之一。

【临床表现】

大多数情况下,感染只造成轻度腹泻或根本没有症状。

典型的症状表现为剧烈的无痛性水样腹泻,严重的一天腹泻十几次。潜伏期1~3天。起病急骤,大便性质初为黄色稀水样,后呈米泔样或血水样。频繁呕吐,多无腹痛和里急后重。可迅速出现脱水及循环衰竭表现,如口渴、声音嘶哑、皮肤弹性消失、脉搏细弱、心音低、尿少或无尿、血压下降、意识障碍等。病程一般3~7天。

【治疗要点】

感染霍乱后,如果治疗不及时或不恰当,会引起严重脱水导致死亡。

1. 一般对症治疗

严密隔离,流质饮食,记录出入量。

2. 特殊治疗

急性期应专人护理,密切监测生命体征及病情变化。根据患者的不同症状给予对症处理。

3. 补液疗法

原则是早期足量,先快后慢,先盐后糖,纠酸补钙,注意补钾。根据病情口服及静脉滴注。每日液体量为重度脱水日8000~12000毫升,中度脱水 4000～8000 毫升，轻度脱水 3000～4000 毫升，病情改善后酌减。

4. 抗菌治疗

静脉点滴喹诺酮类抗菌药物，首选左氧氟沙星 0.2 克，2 次/天，口服；或环丙沙星，每次 250—500 毫克，2 次/天，口服，疗程 5～7 天。不能口服者可用环丙沙星 0.2 克，静脉滴注，2 次/天。

【疫源阻断】

1. 管理传染源

对患者和带菌者要做到早发现、早隔离、早治疗。

霍乱传染性很强，一旦发现感染霍乱，无论是轻型还是带菌者，均应隔离治疗。霍乱症状消失，停服抗菌药物后，连续 2 天粪便培养未检出霍乱弧菌者才可解除隔离。病人和带菌者要配合疾病预防控制中心工作人员做好流行病学调查、密切接触者的采样，家里、疫点的消毒等工作。对疫点的消毒是有效切断传播途径、控制疫情的措施之一。可能被病人排泄物污染的厕所、餐具、地面、地拖、门拉手、衣物等要进行消毒。霍乱弧菌对一般的消毒剂均较敏感。漂白粉、漂白精、过氧乙酸、戊二醛等均有效。污染衣服等可煮沸消毒；病人的排泄物则应加入次氯酸钠、二氯异氰酸尿酸钠和漂白粉等含氯制剂进行混匀消毒后深埋处理。

与霍乱病人共同进餐或密切接触的人必须接受医学观察 1 周，如接触者是食物加工人员必须暂离工作岗位，直至两次粪便培养阴性。医学观察期间如有腹泻症状必须立即报告当地疾病预防控制中心。接触者采便检查后，在医生指导下，选择服用抗菌药物进行预防。

2. 切断传播途径

（1）搞好家庭、个人和饮食（水）卫生。不喝生水；不吃腐败变质的食物，剩菜剩饭要热透再吃；不用脏水漱口或洗瓜果蔬菜；碗筷应煮沸消毒或消毒碗柜消毒，刀、砧板、抹布也应严格消毒；生、熟食品要分开存放；消灭苍蝇；饭前便后洗手。

（2）煮透海鲜食物（河海鱼类、虾蟹、贝壳类等）。

（3）搞好环境卫生，加强垃圾和粪便的管理。

（4）发现确诊或疑似病人，应立即向当地疾控中心报告。

（5）腹泻患者要到肠道门诊就诊。

总体来说可以概括为"五要"、"五不要"：

五要：饭前便后要洗手，买回海产要煮熟，隔餐食物要热透，生熟食品要分开，出现症状要就诊。

五不要：生水未煮不要喝，无牌餐饮不光顾，腐烂食品不要吃，暴饮暴食不可取，未消毒（霍乱污染）物品不要碰。

3. 保护易感人群

新型口服 rBS/WC 霍乱疫苗现已问世，其安全性较好，与旧的注射用霍乱疫苗相比，新型疫苗可以提供较好、较持久的保护作用。目前，使用霍乱疫苗已成为可供选择的霍乱预防措施之一。我国研发的新型 rBS/WC 口服霍乱疫苗（胶囊型）也获批准上市，主要对 O1 群霍乱有预防作用，同时对产肠毒性大肠杆菌（ETEC）感染性腹泻有 70% 的保护作用。疫苗适用于儿童、到高危地区的旅游者、野外、水上作业及流动人口等。

（六）手足口病

手足口病是由肠道病毒引起的传染病，具有流行强度大、传染性很强、传播途径复杂特点，在短时间内即可造成大流行。患者、隐性感染者和无症状带毒者为该病流行的主要传染源；流行期间，患者是主要传染

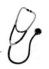

源，在急性期，病人粪便排毒 3 ~ 5 周，咽部排毒 1 ~ 2 周；健康带毒者和轻型散发病例是流行间歇和流行期的主要传染源。主要是通过人群间的密切接触进行传播的：患者咽喉分泌物及唾液中的病毒，可通过空气飞沫传播；唾液、疱疹液、粪便污染的手、毛巾、手绢、牙杯、玩具、食具、奶具以及床上用品、内衣等，通过日常接触传播，与患者同一室最易感染；接触被病毒污染的水源，也可经口感染，并常造成流行；门诊交叉感染和口腔器械消毒不严也可造成传播。手足口病对婴幼儿普遍易感，主要为学龄前儿童，4 岁以内占发病数 85% ~ 95%，以 3 岁以下儿童发病率最高。大多数病例症状轻微，主要表现为发热和手、足、口腔等部位的皮疹或疱疹等特征，多数患者可以自愈，但如果疱疹破溃，极容易传染，少数患儿可引起心肌炎、肺水肿、无菌性脑膜脑炎等并发症。个别重症患儿病情发展快，导致死亡。手足口病的患者受感后可获得免疫力。一年四季均可发病，以夏秋季（7 ~ 9 月份）多见。本病常呈暴发流行后散在发生，该病流行期间，幼儿园和托儿所易发生集体感染。家庭也有此类发病集聚现象。

【临床表现】

急性起病，发热，手掌或脚掌部出现斑丘疹和疱疹，臀部或膝盖也可出现皮疹，口腔黏膜出现散在疱疹，米粒大小或绿豆大小，为周围发红的灰白色小疱疹或红色丘疹，疼痛明显，疱疹周围有炎性红晕，疱内液体较少。口腔内的疱疹破溃后即出现溃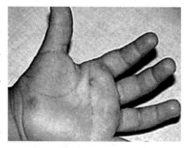疡，常常流口水，不能吃东西。部分患儿可伴有咳嗽、流涕、食欲缺乏、恶心、呕吐和头疼等症状。患儿尿黄。重疹患儿可伴发热、流涕、咳嗽等

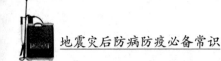

症状。部分病例仅表现为皮疹或疱疹性咽峡炎。皮疹一般持续3~5天消退。疹子特点："四不像"，即不像蚊虫咬、不像药物疹、不像口唇牙龈疱疹、不像水痘。临床上不痒、不痛、不结痂、不结疤。病毒检测需要2~4周才能出结果。

根据上述临床特征，在大规模流行时，诊断不困难。但散在发生时，须与口蹄疫、疱疹性咽颊炎、风疹等鉴别：

（1）口蹄疫：由口蹄疫病毒引起，主要侵犯猪、牛、马等家畜。对人虽然可致病，但不敏感。一般发生于畜牧区，成人牧民多见，四季均有。口腔黏膜疹易融合成较大溃疡，手背及指、趾间有疹子，有痒痛感。

（2）疱疹性口炎：四季均可发病，以散在为主。一般无皮疹，偶尔在下腹部可出现疱疹。

（3）疱疹性咽颊炎：由CoxA组病毒引起，病变在口腔后部；如扁桃体、软腭、悬雍垂，很少累及颊黏膜、舌、龈。不典型、散在性HFMD很难与出疹发热性疾病鉴别，须做病原学及血清检查。

医生通常能根据病人的年龄、病人或家长的诉说的症状，及检查皮疹和溃疡来鉴别手足口病和其他原因所致的口腔溃疡。

手足口病表现在皮肤和口腔上，但病毒会侵犯心、脑、肾等重要器官。本病流行时要加强对患者的临床监测，如出现高热、白细胞不明原因增高而查不出其他感染灶时，就要警惕暴发性心肌炎的发生。无菌性脑膜炎的症状呈现为发烧、头痛、颈部僵硬、呕吐、易烦躁、睡眠不安稳等；身体偶尔可发现非特异性红丘疹，甚至点状出血点。合并有中枢神经系统症状的人，以2岁以内患儿多见。

【治疗要点】

1. 西医治疗

如果没有合并症，手足口病患儿多数一周即可痊愈。治疗原则主要是对症处理，在医生指导下服用维生素B、维生素C、抗病毒药物及清热解毒中草药。此外，手足口病可合并心肌炎、脑炎、脑膜炎、弛张性麻痹等病症，应加强观察，不可掉以轻心，及时复查。有合并症的病人可肌注丙球蛋白。

（1）发热、呕吐、腹泻等给予相应处理。

（2）抗病毒治疗：甲硝唑或更昔洛韦。

（3）神经系统受累者注意控制颅内高压，静脉注射免疫球蛋白，酌情应用糖皮质激素等；心肺衰竭患儿注意保持呼吸道通畅，维持血压稳定，酌情应用强心、利尿药物，使用激素、免疫球蛋白、血管活性药物等，保护重要器官功能，维持水、电解质、酸碱平衡，必要时及时行气管插管，使用正压机械通气。

在患病期间，应加强患儿的护理。注意隔离，适当休息，清淡饮食，做好口腔和皮肤护理。

2. 中医治疗

（1）金银花、板蓝根、连翘各6克，黄连3克，煎水漱口。

（2）如果疼得厉害，或者牙龈有红肿，可用板蓝根10克，黄芩、白藓皮各6克，双花3克，竹叶、薄荷各2克，煎水含漱。

（3）手足红肿明显，可用黄芩、黄连、丹皮各10克，红花6克，煎水浸泡。

（4）如果感觉瘙痒，可用生地、丹皮、板蓝根、白藓皮、地肤子各10

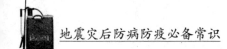

克，忍冬藤20克，红花6克，煎水清洗患处，每日3次，连用1周。

【疫源阻断】

本病至今尚无特异性预防方法，只要做好以下几方面的工作，手足口病是可以得到有效预防和控制的。

第一，加强监测，提高监测敏感性是控制本病流行的关键。各地要做好疫情报告，托幼单位应作好晨间检查，及时发现病人，采集标本，明确病原学诊断，并作好患者粪便及其用具的消毒处理，预防疾病的蔓延扩散。发现可疑患儿，要及时到医疗机构就诊，并及时向卫生和教育部门报告，及时采取控制措施。流行期间，家长应尽量少让孩子到拥挤的公共场所，减少感染的机会。医院应加强预防，设立专门的诊室，严防交叉感染。在伴有严重合并症的手足口病流行地区，密切接触患者的体弱婴幼儿可肌注丙球蛋白。

第二，手足口病传播途径多，婴幼儿和儿童普遍易感。做好儿童个人、家庭和托幼机构的卫生是预防本病感染的关键。

（1）个人预防措施——

①饭前便后、外出后要用肥皂或洗手液等给儿童洗手，不要让儿童喝生水、吃生冷食物，避免接触患病儿童；

②看护人接触儿童前、替幼童更换尿布、处理粪便后均要洗手，并妥善处理污物；

③婴幼儿使用的奶瓶、奶嘴使用前后应充分清洗；

④本病流行期间不宜带儿童到人群聚集、空气流通差的公共场所，注意保持家庭环境卫生，居室要经常通风，勤晒衣被；

⑤儿童出现相关症状要及时到医疗机构就诊。轻症患儿居家治疗，避

免交叉感染。患儿粪便及时消毒处理，患儿用品或接触的物品需及时消毒或清洗。居家治疗的儿童，不要接触其他儿童，父母要及时对患儿的衣物进行晾晒或消毒，对患儿粪便及时进行消毒处理；轻症患儿不必住院，宜居家治疗、休息，以减少交叉感染。

（2）托幼机构及小学等的预防——

①该病流行季节，教室和宿舍等场所要保持良好通风；

②每日对玩具、个人卫生用具、餐具等物品进行清洗消毒；

③进行清扫或消毒工作（尤其清扫厕所）时，工作人员应穿戴手套。清洗工作结束后应立即洗手；

④每日对门把手、楼梯扶手、桌面等物体表面进行擦拭消毒；

⑤教育指导儿童养成正确洗手的习惯；

⑥每日进行晨检，发现可疑患儿时，要对患儿采取及时送诊、居家休息的措施；对患儿所用的物品要立即进行消毒处理；

⑦患儿增多时，要及时向卫生和教育部门报告。根据疫情控制需要当教育和卫生部门可决定采取托幼机构或小学放假措施。

（3）医疗机构的预防控制措施——

①疾病流行期间，医院应实行预检分诊，并专辟诊室（台）接诊疑似手足口病人，引导发热出疹患儿到专门诊室（台）就诊，候诊及就诊等区域应增加清洁消毒频次，室内清扫时应采用湿式清洁方式；

②医务人员在诊疗、护理每一位病人后，均应认真洗手或对双手消毒；

③诊疗、护理病人过程中所使用的非一次性的仪器、物品等要擦拭消毒；

④同一间病房内不应收治其他非肠道病毒感染的患儿，重症患儿应单

独隔离治疗；

⑤对住院患儿使用过的病床及桌椅等设施和物品必须消毒后才能继续使用；

⑥患儿的呼吸道分泌物和粪便及其污染的物品要进行消毒处理；

⑦医疗机构发现手足口患者增多或肠道病毒感染相关死亡病例时，要立即向当地卫生行政部门和疾控机构报告。

（七）急性病毒性肝炎

甲型病毒性肝炎（简称甲型肝炎）和戊型病毒性肝炎（简称戊型肝炎）都是经粪—口途径传播的急性病毒性肝炎，二者流行特点相似，具有明显季节性，以秋冬季发病率较高，多见于雨季或洪水之后。传染源通常是急性患者和亚临床感染者，甲肝病毒（HAV）和戊肝病毒（HEV）对各种外界因素有较强的抵抗力而能长期在外界环境中存活，能通过各种污染物品（手、日常用品、衣物、被单等）以及水和食物传播，也可经苍蝇携带而传播，感染者的粪便或生活污水污染水源或食物后常引起甲肝和戊肝的暴发或流行，日常生活接触是散发病例的主要传播途径。有报道甲型肝炎亦可通过血液传播和垂直传播，尚待进一步研究。甲肝病人自潜伏末期至发病后10天传染性最大，无症状感染病例较常见，成人感染后多表现为显性感染，而儿童或老人感染后易表现为隐性感染。一般不转为慢性和病原携带状态，病程为2~4个月，在流行地区多见于6个月龄后幼儿，随着年龄增长，易感性逐渐下降，所以甲型肝炎在成人中较少见。戊肝发病人群以青壮年为主，儿童和老年人发病较少；孕妇易感性较高，病情重且病死率高；无家庭聚集现象，流行持续时间长短不一，无慢性化，预后良好。

【临床表现】

甲型肝炎分为有明显临床症状的显性感染和无临床症状的隐性感染两种类型。显性感染在临床上又分为急性黄疸型、急性无黄疸型、淤胆型、亚临床型和重型。

急性黄疸型甲肝潜伏期为 15～45 日，平均持续 30 天。患者在此期常无自觉症状，但在潜伏期后期，大约感染 25 天以后，粪便中有大量的 HAV 排出，潜伏期的患者的传染性最强。

黄疸肝炎起病急，多数患者有发热畏寒，体温在 38℃～39℃之间，平均热程 3 日，少数达 5 日，全身乏力、食欲不振、厌油、恶心、呕吐、上腹部饱胀感或轻度腹泻。少数患者以上呼吸道感染症状为主要表现，尿色逐渐加深呈浓茶色。

5～7 日后，自觉症状好转，热退后黄疸出现，可见巩膜、皮肤不同程度黄染，肝区痛，肝脏肿大，有压痛和叩痛，部分患者有脾肿大。本期可有短期大便颜色变浅，皮肤瘙痒。2～6 周后，黄疸逐渐消退，症状好转以至消失，肝脾回缩到正常，肝功能逐渐恢复正常。完全恢复需 2 周至 4 个月，平均 1 个月。

急性无黄疸型肝炎较黄疸型少见。临床症状较轻，仅表现乏力、食欲减退、肝区痛和腹胀等。体征多有肝肿大、有轻压痛和叩痛，脾肿大少见，一般在 3 月内恢复。

瘀胆型肝炎为黄疸型的一种特殊表现，临床特点是胃肠道症状较轻，发热时间较长，肝内梗阻性黄疸持续较久（数周至数月），可有腹胀、皮肤瘙痒、一过性大便颜色变浅，尿色深呈浓茶色，肝肿大、有压痛。该病病程较长，黄疸持续 2～4 个月。

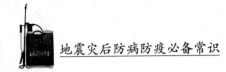
亚临床型的部分患者无明显临床症状，但肝功能轻度异常。

重型肝炎较少见。成人感染 HAV 者年龄愈大，重型肝炎发病的比例越高。

临床还可见暴发型甲型肝炎：起病甚急，可有发热、食欲不振、恶心、频繁呕吐、极度乏力等明显的消化道及全身中毒症状；黄疸逐渐加深，肝脏进行性缩小，有出血倾向，中毒性鼓肠，肝臭、腹水、急性肾功能衰竭和不同程度的肝性脑病表现，直至出现深度昏迷、抽搐。患者多因脑水肿、脑疝、消化道出血、肝肾功能衰竭等死亡，病程不超过 3 周。本型约占全部病例的 0.1% ~ 0.8%，但病死率甚高，达 50%。

戊型肝炎临床表现类似甲型病毒性肝炎，患者中青年居多，不发展成慢性。潜伏期 10 ~ 60 日，平均 40 日。成人感染多表现为临床型，儿童为亚临床型。临床症状及肝功能损害较重，一般起病急，黄疸多见，常见胆汁淤积状，如皮肤瘙痒、大便色变浅较甲型肝炎明显。大多数病人黄疸于 2 周左右消退，病程 6 ~ 8 周，约 1/3 有关节痛。孕妇感染 HEV 病情重，易发生肝功能衰竭，尤其妊娠晚期病死率高（10% ~ 39%），可见流产与死胎，其原因可能与血清免疫球蛋白水平低下有关。HBsAg 阳性者重叠感染 HEV，病情加重，易发展为急性重型肝炎。

【治疗要点】

根据病情给予适当休息、营养和对症支持疗法，避免饮酒、疲劳和使用损肝药物，防止继发感染及其他损害，即可迅速恢复健康。

1. 急性肝炎的早期应住院或就地隔离治疗休息

目前，治疗急性肝炎的中西药物疗效无明显差别，各地可根据药源，因地制宜就地选用适当西药或中西药进行治疗。用药种类不宜太多，时间不宜太长，用药要简化，不主张常规使用肾上腺皮质激素治疗急性肝炎。

轻症和中等症状的急性肝炎患者，如果家庭有适当的疗养条件，可以留家疗养，定期到门诊复查；重型肝炎应加强护理，密切观察病情变化，采取阻断肝细胞坏死，促进肝细胞再生，预防和治疗各种并发症等综合性措施及支持疗法以阻断病情恶化。经治疗病情好转，症状基本消失，即可回家继续疗养。

2. 休息

在肝炎症状明显时期均应卧床休息，严格禁止饭后散步。恢复期则应酌情渐增活动，但要避免过劳。住院患者出院后，仍应经过全休、半休、轻工作，这样的逐步过渡阶段，可根据患者的身体情况适当调整。这样一个过渡阶段是重要的，可以巩固疗效，防止反复。经1~3个月休息，逐步恢复工作。

3. 饮食

应根据食欲、病情、病期及适当营养情况适当掌握。急性肝炎食欲缺乏者，应进易消化的清淡食物，应含多种维生素，有足够的热量及适量的蛋白质，脂肪不宜限制过严。有明显食欲下降或呕吐者，应用 10% 葡萄糖液 1000~1500 毫升加入维生素 C 3 克、肝太乐 400 毫克、普通胰岛素 8~16 单位，静脉滴注，每日 1 次，也可加入能量合剂及 10% 氯化钾。

【疫源阻断】

1. 疫源消毒

病人使用的器具及污染场所，用苯扎溴铵，过氧乙酸或 0.5% 漂白粉澄清液喷洒、擦拭或浸泡。

2. 管理好传染源

对患者和亚临床感染者要做到早发现、早隔离、早治疗。早期发现患

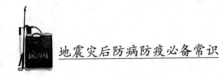

者，对急性肝炎病人要实行隔离治疗，不仅隔离现症患者，更重要的是早期发现并隔离隐性感染者。病人的餐具用品要消毒，粪便要消毒处理。

3. 切断传播途径

这是预防本病的重要环节，应加强环境卫生、饮食卫生和个人卫生等多方面管理：搞好室内外卫生，彻底消灭苍蝇、蟑螂；注意食品卫生，改善卫生设施，共用餐具消毒，最好实行分餐，生食与熟食切菜板、刀具和贮藏容器均应严格分开，防止污染；不吃生冷蔬菜、饮食，不吃不洁瓜果，不吃变质食物，不吃未经处理的剩饭剩菜；讲究个人卫生，养成良好的卫生习惯，饭前便后洗手。

4. 保护易感染者

（1）被动免疫：对家庭内密切接触者，尤其是婴幼儿，应于接触后一周内肌肉注射丙种球蛋白，剂量为每千克体重0.02～0.05毫升，有一定预防作用。但使用丙种免疫球蛋白及人胎盘免疫球蛋白预防戊型肝炎多数报告无效，最终要取决于疫苗，HEV分子克隆的成功为研制疫苗提供了基础。

（2）主动免疫：甲肝减毒活疫苗及灭活疫苗已研制成功，动物实验和人体应用证明能产生保护性抗体，可以广泛应用。对流行区或地震灾区和将要进入流行区的高危人群应尽快接种甲肝疫苗，甲肝疫苗接种后能产生保护性抗体，有效地预防甲肝的发生。

5. 其他

发展经济，提高人民的物质文化生活水平，改善居住条件，普及卫生常识。个人坚持体育锻炼，增加抗病能力。

三、防治人畜共患病

若干种动物源性传染病（动物作为传染源的疾病），如鼠疫、炭疽、狂犬病等，经常存在于某地区，是由于该地区具有该病的动物传染源、传播媒介及病原体在动物间传播的自然条件，当人类进入这种地区时可以被感染得病，这些地区称为自然疫源地，这些疾病称为自然疫源性疾病。这类疾病的病原体能在自然界动物中生存繁殖，在一定条件下，可传播给人。

动物源性疾病的病原体原本寄生于动物，人类对这些动物源性病源微生物缺乏免疫力，所以人感染这些动物病后，其传染过程、传播方式、流行过程、临床表现等与动物感染后并不完全相同。如鼠患鼠疫后不发生肺鼠疫，也不发生空气飞沫的传播，而人感染后则发生败血症以及肺鼠疫，并可通过空气飞沫以传播引起肺鼠疫流行。牛、马患炭疽常发生败血症，人患炭疽则主要是皮肤型炭疽。

这类疾病通常通过以下4种途径传播：

（1）通过唾液传播。如患狂犬病的猫、狗，它们的唾液中含有大量的狂犬病病毒，当猫狗咬伤人时，病毒就随唾液进入体内，引发狂犬病。

（2）通过粪便传播。粪便中含有各种病菌这是众所周知的。结核病、布氏杆菌病、沙门氏菌病等的病原体，都可借粪便污染人的食品、饮水和用物而传播。大多数的寄生虫虫卵就存在粪内。钩端螺旋体病的病原是经由尿液传播的。

（3）有病的畜禽在流鼻涕、打喷嚏和咳嗽时，常会带出病毒或病菌，并在空气中形成有传染性的飞沫，散播疾病。

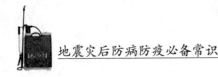

（4）畜禽的全身被毛和皮肤垢屑里，往往含有各种病毒、病菌、疥螨、虱子等，它们有的就是某种疾病的病原体，有的则是疾病的传播媒介。某些宠物爱好者如果不注意个人防范，任意与动物拥抱、亲吻、食同桌、寝同床，是有可能从它们身上染上共患病的。

自然疫源性疾病对人类有着极大的危害。

其原因是自然疫源性疾病本来存在于动物中，人类一般对这些疾病缺乏特异性免疫力，通常感染后难以控制，容易蔓延。而由于这些病原体的抗原对于人类都是新的，人体感染后一旦启动了机体的免疫反应，免疫反应就可能带给机体严重的病理损伤。

此外，由于自然疫源性疾病常存在一个特定的环境，动物与病原体之间已有一长久的接触过程，动物与病原体之间已达到一定的动态平衡，因此这个特定的环境表面上很平静，这就让人类放松了警惕，一旦感染得病可能会束手无策。

近30年出现的新传染病多数是自然疫源性疾病，人类过去没有很多的认识，无论在治疗和预防都相对较空白。加上容易蔓延、临床表现凶险，这些自然疫源性疾病给人类社会带来极大的恐慌。如禽流感病、疯牛病、SARS等。

自然疫源性疾病的治疗原则制定关键在了解引起疾病的病原体。很多新发现的传染病的病原体了解不多，给治疗带来一定困难。所以在调查与防治这些动物病时，应该全面调查某地区的动物传染源，以便能采取有效的措施。新发现的传染病往往未能及时研制出疫苗，预防工作更显得困难。

因此，要加强人间和畜间疫情监测，及时与畜牧兽医部门互通信息，以便有效处置首发疫情，严防鼠疫、流行性出血热、炭疽等疾病的发生或流行。环境方面应加强以下工作。

（1）大力开展防鼠、灭鼠和杀虫、灭蚊为主的环境整治活动，降低蚊、虫、鼠等传播媒介的密度。

（2）要管好家禽家畜，猪、狗、鸡应圈养，不让其粪便污染环境及水源，猪、鸡粪发酵后再施用，死禽死畜要消毒后深埋。

（3）管好粪便厕所，禁止随地大小便，病人的粪尿要经石灰或漂白粉消毒后集中处理。

（4）临时居所和救灾帐篷要搭建在地势较高、干燥向阳的地带，在周围挖防鼠沟，要保持一定的坡度，以利于捧水和保持地面干燥。床铺应距离地面0.67米以上，不要睡地铺，减少人与鼠、蚊等媒介的接触机会。做好鼠疫疫苗、出血热疫苗和有关药物的储备，以便应急使用。

（一）流行性出血热

流行性出血热又称肾综合征出血热，是由流行性出血热病毒（EHFV）引起的自然疫源性疾病，以鼠类为主要传染源，一些家畜也携带EHFV，包括家猫、家兔、狗、猪等。病毒能通过宿主动物的血及唾液、尿、便排出，鼠向人的直接传播是人类感染的重要途径。目前认为有以下途径可引起出血热传播：

（1）呼吸道：含出血热病毒的鼠排泄物污染尘埃后形成的气溶胶颗粒经呼吸道感染。

（2）消化道：进食含出血热病毒的鼠排泄物污染的食物、水，经口腔黏膜及胃肠黏膜感染。

（3）接触传播：被鼠咬伤，鼠类排泄物、分泌物直接与破损的皮肤、黏膜接触。

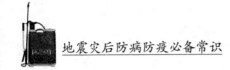

（4）母婴传播：孕妇患病后可经胎盘感染胎儿。

（5）虫媒传播：老鼠体表寄生的螨类叮咬人可引起本病的传播。各年龄均可发生，但成人特别是青壮年感染率最高，隐性感染率较低。全年散发，以冬春季和秋季为主，其季节性表现为与鼠类繁殖、活动及与人的活动接触有关。

本病病情危急，病死率高，危害极大。以发热、出血倾向及肾脏损害为主要临床特征。自然情况下，本病毒仅对人引起疾病。在宿主动物中表现为隐性持续感染，无症状及明显病变。

流行性出血热的分布具有世界性，特别是在沿海城市大鼠中扩散传播，因此已成为全球公共卫生问题。在我国已有半个世纪的流行史，全国除青海、台湾省外均有疫情发生。80 年代中期以来，我国本病年发病数已逾 10 万，已成为除病毒性肝炎外，危害最大的一种病毒性疾病。

【临床表现】

潜伏期为 5~46 天，一般为 1~2 周。

五期经过 典型的出血热一般有发热、低血压、少尿、多尿及恢复五期经过。如处理不当，病死率很高。因此，对病人应即早发现、早诊断、早休息、早治疗，就近治疗，减少搬运。

（1）发热期：主要表现为感染性病毒血症和全身毛细血管损害引起的症状。大多突然畏寒发热，体温在 1~2 日内可达 39~40℃，热型以弛张及肌瘤为多，一般持续 3~7 日。出现全身中毒症状，高度乏力，全身酸痛，头痛和剧烈腰痛、眼眶痛，称为"三痛"。

（2）低血压期：主要为失血浆性低血容量休克的表现。一般在发热 4~6 日，体温开始下降时或退热后不久，患者出现低血压，重者发生休克。

（3）少尿期：24 小时尿量少于 1000 毫升者为少尿倾向，少于 500 毫升者为少尿，少于 50 毫升者为无尿，有些病例少尿不明显，但存在氮质血症，称之为"无少尿型肾功衰竭"。少尿期与低血压期常无明显界限。低血压和少尿期重叠常为重型病例。

（4）多尿期：肾脏组织损害逐渐修复，但由于肾小管回吸收功能尚未完全恢复，以致尿量显著增多。24 小时尿量达 3000 毫升为多尿，多尿达 4000～10000 毫升以上。

若尿量多而未及时补充水和电解质，亦可发生电解平衡失调（低钾、低钠等）及第二次休克。本期易发生各种继发感染，大多持续 1～2 周，少数长达数月。

（5）恢复期：随着肾功能的逐渐恢复，尿量减至 3000 毫升以下时，即进入恢复期。尿液稀释与浓缩功能逐渐恢复，精神及食欲逐渐好转，体力逐渐恢复。一般需经 1～3 月恢复正常。

注意：出血热早期症状主要是发热、头痛、腰痛、咽痛、咳嗽、流涕等，极易与感冒混淆，造成误诊而延误病情；不少患者由于出现发热、头痛、尿少、水肿等症状而被误诊为急性肾炎或泌尿系统感染；部分患者可有恶心、呕吐或腹泻等症状而被误诊为急性胃肠炎；少数患者有发热、畏寒、头痛、乏力症状，皮肤黏膜有出血点，或白细胞数增高，与败血症非常相似。

出血热多伴有以下并发症状：

（1）腔道大出血及颅内出血。大量胃肠道出血可导致休克，预后严重；大咯血可导致窒息；颅内出血可产生突然抽搐、昏迷。

（2）心功能不全，肺水肿。多见于休克及少尿期，多在短期内突然发作，病情严重，有明显高血容量征象。

（3）成人呼吸窘迫综合征（ARDS）。多见于低血压休克期及少尿期，

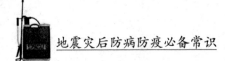

由于休克被纠正后肺循环高压有肺毛细血管通透性改变或由于补液过量，肺间质水肿所致。患者胸闷、呼吸极度窘迫，两肺有干湿性啰音，血气分析可有动脉血氧分压显著降低，预后严重，病死率高。

（4）继发感染。少尿期至多尿期易并发肺炎、尿路感染、败血症及真菌感染等。

【治疗要点】

1. 发热期治疗

（1）一般治疗：早期应严格卧床休息，避免搬运，以防休克，给予高营养、高维生素及易消化的饮食。

（2）液体疗法：发热期由于特有的血管系统损伤，血浆大量渗出；高热，进食量减少，或伴有呕吐或腹泻，使大量体液丧失，血容量急剧减少及内环境严重紊乱，是发生低血压休克及肾损的主要原因。应在发热期做严密监测及预防性治疗。

（3）皮质激素疗法：中毒症状重可选用氢化可的松（氢化考地松）每日100～200毫克或地塞米松5～10毫克加入液体稀释后静脉滴注。

（4）止血抗凝疗法；根据出血情况，酌情选用酚磺乙胺（止血敏）、卡巴克洛（安络血）及云南白药，但早期应避免用抗纤溶药物。

（5）抗病毒疗法：①利巴韦林（病毒唑）。应尽早应用，每次800毫克，2次/天或3次/天，静脉滴注，疗程一般3～5天。②特异性免疫球蛋白。③个别情况可考虑早期免疫血清治疗。

2. 低血压休克期治疗

应针对休克发生的病理生理变化，补充血容量，纠正胶体渗透压和酸碱平衡，调整血管舒缩功能，消除红细胞、血小板聚集，防止DIC形成和微循环淤滞，维护重要脏器功能等。本期治疗以抗休克为主，强调"早期、快速、适量"补充平衡盐液及胶体液。

（1）早期：收缩压低于13.3千帕（100毫米汞柱），或低于基础血压2.6千帕（20毫米汞柱），脉压小于3.5千帕（26毫米汞柱），即应扩容补液。

（2）快速：低血压，静脉快速滴注，100滴/分左右。发生休克时，首次300ml液体在30分内静滴，随即静脉快速滴注1000毫升，以后根据血压回升情况及血液浓缩改善程度，调整补液量及速度。快速补液应注意液体温度及心肺情况，对老年人心功能不良者，应适当减慢。

（3）适量：补液量是否适量，要观察是否达到下列5项指标。①收缩压达12.0～13.3千帕（90～100毫米汞柱）；②脉压大于3.5千帕（26毫米汞柱）；③心率100分左右；④微循环障碍缓解；⑤红细胞、血色素及血细胞比容接近正常。

（4）晶胶比例：平衡盐液与右旋糖酐－40比例一般为3：1，外渗明显，休克较重者，右旋糖酐－40量可适当加大，但24小时内最多一般不超过1000～1500毫升。在治疗休克过程中，应测定患者血浆胶体渗透压，低者，应先输注胶体液，包括右旋糖酐－40、全血（新鲜血）、血浆等，补充血容量和纠正胶体渗透压，可使血压稳定恢复，及早逆转休克。

3．少尿期治疗

包括移行阶段及多尿早期，治疗原则应是保持内环境平衡，促进利尿，防治尿毒症、酸中毒、高血容量、出血、肺水肿等并发症以及继发感染。

4．多尿期治疗

治疗原则是及时补足液体及电解质，防止失水、低钾与低钠，防止继发感染。补充原则为量出为人，以口服为主，注意钠、钾的补充。

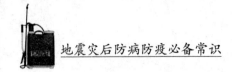

5. 恢复期治疗

补充营养并逐渐恢复工作。

6. 并发症治疗

防治消化道出血，防治心力衰竭、肺水肿、脑出血，脑水肿等。

【疫源阻断】

出血热尚无特异性病原疗法，发病后只能对症治疗，因此，预防尤为重要。

1. 疫源消毒

出血热病毒对一般消毒剂十分敏感，加热56℃ 30 分钟或煮沸 1 分钟即可杀灭，因此饮用水应煮沸，剩菜剩饭应加热；病人使用的器具及污染场所，用苯扎溴铵（新洁尔灭）、过氧乙酸或1% 漂白粉澄清液喷洒、擦拭或浸泡。病人的排泄物则应加人次氯酸钠、二氯异氰酸尿酸钠和漂白粉等含氯制剂进行混匀消毒后深埋处理。

2. 传播阻断

预防出血热的根本措施是灭鼠。据调查，鼠密度在5%以下，可控制出血热流行；鼠密度在1%左右，就能控制出血热发病。因此，应在疫区反复深入开展以灭鼠为中心的爱国卫生运动，将鼠的密度控制在1% ~2%以下。灭鼠应在鼠类繁殖季节（3~5 月）与本病流行季节前进行，采用毒鼠、捕鼠、堵鼠洞等综合措施，组织几次大面积的灭鼠；搞好环境卫生和室内卫生，清除垃圾，消灭老鼠的栖息场所；保存好粮食及食物，以免鼠类窝藏，严防鼠类污染食物；做好个人防护，切忌玩鼠，被打死的老鼠要烧掉或埋掉。

灭螨、防螨 在秋季灭鼠可同时用杀虫剂进行灭螨，主要杀灭部队经常活动地区的游离螨与鼠洞内螨。防螨应注意：不坐卧于稻草堆上；保持室内清洁，曝晒与拍打铺草；清除室内外草堆、柴堆、经常铲除周围杂草，以减少螨类孳生所和叮咬机会；

对于可疑病人要立即送医院诊治。

3. 监测

是卫生部门防治疾病的科目，本病流行病学监测包括：

（1）人间疫情监测　包括及时掌握疫情，分析疫情动态和发展趋势，为及时采取预防措施提供依据，疫情登记要详细，必要时应进行个案调查和采血检查抗体，以核实疫情。

（2）鼠间疫情监测　逐渐查清疫区和非疫区宿主动物的种类、分布、密度和带毒率。并进行宿主动物带毒率的动态调查，监测地区：重要城市、港口和交通要道等。监测时间：在本病高峰前进行。监测对象和数量：家鼠、野鼠各100只以上，实验用大白鼠等也要定期检查。

4. 疫苗应用的展望

目前国内外正在研究并取得较大进展的疫苗可分为2类，一种是鼠脑纯化疫苗，另一种是细胞培养疫苗；另外还有减毒活疫苗和基因重组疫苗也在研究中。

（二）钩端螺旋体病

钩端螺旋体病简称钩体病，是由各种型别的致病性钩端螺旋体引起的动物源性传染病，钩体自皮肤破损处或各种黏膜如口腔、鼻、肠道、眼结膜等侵入人体内。鼠类及猪是主要传染源，自然界虽有多种动物可感染和携带钩端螺旋体，但在本病流行中的意义不大，仅为一般储存宿主；钩体患者尿中虽有钩体排出，但数量很少，迄今尚未证实人与人之间的传播，故人作为传染源的可能性很小。

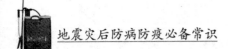
　　人类感染除极个别来自实验室感染外，多数由于接触受感染动物排出到环境中的钩体所致。在秋收季节，野鼠群集田间觅食，病鼠将钩体的尿液排出污染田水和土壤，农民赤足下田劳作，钩体即可侵入手足皮肤细微破损处造成感染。在雨季和洪水季节，由猪粪便外溢广泛污染环境，人群接触疫水后，常引起感染流行。其他传播途径包括渔民捕鱼时接触疫水，涉水游泳，矿工及下水道工人作业等。人群对钩体普遍易感，尤其是农民、牧民、屠宰工人、下水道工人、打猎者等。钩端螺旋体的型别不同，对人的毒力、致病力也不同。感染后可获较持久的同型免疫力，但不同型别间无交叉免疫。因个体免疫水平的差别以及受染菌株的不同，临床表现轻重不一。临床以早期钩端螺旋体败血症，中期的各器官损害和功能障碍，以及后期的各种变态反应后发症为特点。重症患者可发生肝肾功能衰竭和肺弥漫性出血，常危及患者生命。

【临床表现】

　　潜伏期7~14天。钩体病因感染的钩体型别不同及机体的反应性差异，临床表现较为复杂多样，轻重不一。典型者起病急骤，早期有高热、倦怠无力、全身酸痛、结膜充血、腓肠肌压痛、表浅淋巴结肿大；中期可伴有肺弥漫性出血，明显的肝、肾，中枢神经系统损害：晚期多数病人可恢复，少数病人可出现后症，如眼葡萄膜炎及脑动脉闭塞性炎症等。肺弥漫性出血，肝肾衰竭常为致死原因。

　　同型钩体可以引起完全不同的临床表现，而不同型的钩体又可引起极为相似的综合征。临床根据其表现的主要特点，分为以下几型：

　　1. 感染中毒型（又称流感伤寒型）

　　此型即钩体病早期的败血症，约90%以上病例无明显器官损害，经

1~3天后即恢复。少数病例经此感染中毒阶段后即发展为以不同器官损害为主的其他临床类型。钩体败血症的临床症状有急起发热、头痛、肌痛、全身乏力、结膜充血、浅表淋巴结肿大触痛等，酷似流行性感冒。因上述感染中毒症状缺乏特异性，常致诊断有一定困难。钩体病的眼结膜充血，伴有明显畏光及分泌物。其肌肉疼痛以腓肠肌特别明显，伴有明显触痛。

2. 黄疸出血型

病初仍为一般感染中毒症状，于病程4~8日出现进行性加重的黄疸、出血倾向和肾功能损害。轻型病例以轻度黄疸为主、无明显出血倾向及肾功能损害，一般在短期内痊愈恢复。严重病例可迅速因肾功能衰竭、肝衰竭、大出血而死亡。本型黄疸程度与预后并无直接关系，除部分患者死于消化道及肺出血外，肾功能衰竭为主要的死亡原因。

3. 肺出血型

经早期败血症后3~4天，患者出现肺出血的临床表现。根据病情轻重又分为一般肺出血型和肺弥漫性出血型。

一般肺出血型有咳嗽、痰中带血，但患者无明显呼吸及循环障碍，经适当治疗常迅速痊愈恢复。

肺弥漫性出血以迅速发展的广泛肺微血管出血为特点。临床可有或无咯血，但随着出血的迅速扩大和发展，患者出现进行性发展的呼吸循环功能障碍。早期患者有气紧、心慌、呼吸脉搏加快，双肺可闻及散在湿啰音，X线检查可见肺部有散在点片影。如能获得及时诊断和治疗，病情尚易逆转恢复。极期患者极度烦躁，气促发绀，心率及呼吸更快，满肺可闻及湿啰音，X线胸部检查显示肺部阴影融合成片，内有少量含气空腔残存。此时抢救已有很大难度，但在有经验的医务人员适当治疗下，仍有恢复的可能。垂危期患者神志不清，极度紫绀，双肺满布粗大的湿啰音，可闻及

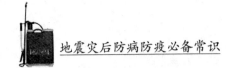

喉间痰响,最终因肺泡迅速充满血液而窒息死亡。引起本型的钩体主要毒力极强的黄疸出血型,而其出现又需具有侵入钩体数量大的特点。我国自1958年以后,本型已成为南方各省流行中引起死亡的主要类型。

4. 肾衰竭型

钩体病发生肾损害十分普遍,主要表现蛋白尿及少量细胞和管型。仅严重病例可出现氮质血症,少尿或无尿,甚至肾功能衰竭,但多数肾功能不全均并发出现于重型黄疸出血型患者,并为其致死的主要原因。单独的肾衰竭型较为少见。

5. 脑膜脑炎型

亦为流行中少见的类型。患者发热3~4天后,出现头痛、呕吐、颈强等脑膜炎症状。或神志障碍、瘫痪、昏迷等脑炎的临床表现。对钩体病患者作脑脊液检查时,约70%的病例有轻度蛋白增加及少量白细胞,约1/2病例可培养分离出钩体。但仅很少数钩体病患者出现脑膜炎的临床症状。单纯脑膜炎患者预后较好,伴有脑炎者病情较重,可因脑水肿呼吸衰竭死亡。

本病因临床类型不同,病情轻重不一,因而预后有很大的不同。轻型病例或亚临床型病例,预后良好,病死率低;而重症病例如肺大出血、休克、肝肾功能障碍、微循环障碍、中枢神经严重损害等其病死率高。本病的平均死亡率10%左右。如能在起病2日内应用抗生素和对症治疗,则病死率可降至6%以下。无黄疸型钩体病在国内外的病死率最低为1%~2%左右,有眼和神经系统并发症者有时可长期遗留后遗症。

【治疗要点】

对各型钩端螺旋体病均应强调早期发现,早期诊断、早期卧床休息和就地治疗,减少搬运过程中出现的意外情况。

1. 对症治疗和支持疗法

早期应卧床休息，给予高热量、维生素B、维生素C以及容易消化的饮食，并保持水、电解质和酸碱平衡。肺大出血者，应使病人保持镇静，酌情应用镇静药；出血严者应立即输血并及时应用止血药；肝功能损害者应保肝治疗，避免使用损害肝的药物。

2. 抗菌治疗

为了消灭和抑制体内的病原体，强调早期应用有效的抗生素。如治疗过晚，脏器功能受到损害，治疗作用就会减低。青霉素应早期使用，有提前退热，缩短病期，防止和减轻黄疸和出血的功效，首次剂量为40万单位，以后治疗剂量每日120万~160万单位，分3或4次肌内注射，避免发生赫氏反应，儿童剂量酌减或与成人基本相同。疗程7天，或体温正常后2~4天。重症病例剂量加大至每日160万~240万单位，分4次肌内注射，合用肾上腺皮质激素。其他抗生素如四环素、庆大霉素、链霉素、红霉素、氯霉素、多四环素（强力霉素），氨苄西林等亦有一定疗效。

3. 后发症的治疗

钩体病后发症为机体免疫反映所致，故无须抗菌药物。轻症状者常可自行缓解。对影响较大的眼葡萄膜炎、脑动脉炎等，可酌情应用肾上腺皮质激素以缓解病情。

【疫源阻断】

开展群众性综合性预防措施，灭鼠和预防接种是控制钩体病暴发流行，减少发病的关键。

1. 疫源消毒

钩体是需氧菌，营养要求不高，在常用的柯氏（Korthof）培养基中生

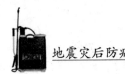

长良好。孵育温度25～30℃。钩体对干燥非常敏感，在干燥环境下数分钟即可死亡，极易被稀盐酸、70%酒精、漂白粉、来苏儿、石炭酸、肥皂水和0.5%升汞灭活。钩体对理化因素的抵抗力较弱，如紫外线、温度50～55℃，30分均可被杀灭。

2. 管理传染源

钩体病为人畜共患的自然疫源性疾病，因而控制传染源难度较大。疫区内应灭鼠，管理好猪、犬、羊、牛等家畜，加强动物宿主的检疫工作，尤应提倡圈猪积肥、尿粪管理，从而达到防止污染水源、稻田、池塘、河流的目的。发现病人及时隔离，并对排泄物如尿、痰等进行消毒。

3. 切断传染途径

包括个人防护用具的应用，流行环境的改造以及减少和不必要的疫水接触。加强疫水管理、粪便管理、修建厕所和改良猪圈，不让畜粪、畜尿进入附近池塘、稻田和积水中；对污染的水源、积水可用漂白粉及其他有效药物进行喷洒消毒，管理好饮食，防止带菌鼠的排泄物污染食品。

4. 保护易感人群

（1）个人防护：在流行区和流行季节，与疫水接触的工人、农民尽量穿长筒靴和戴胶皮手套，并防止皮肤破损、减少感染机会。收割水稻前放干田水，或放农药处理，加强个人防护、皮肤涂布防护药。禁止青壮年及儿童在疫水中游泳、涉水或捕鱼。

（2）采用多价菌苗：预防接种宜在本病流行前1个月，成人每次皮下注射1毫升，第2次2毫升；2～6岁第1次和第2次分别为0.25毫升和0.5毫升；7～14岁按成人量减半。各年龄组2次注射的间隔时间均为7～10天。接种后1个月左右才能产生免疫力，因此疫区居民、部队及参加收割、防洪、排涝可能与疫水接触的人员，尽可能提前1个月接种与本地区流行菌型相同的钩体多价菌苗。对于支农人员，需全程注射菌苗后1～5天才能进入疫区工作。接种后免疫力可保持年左右，因而要求菌苗接种必须全程，注射一针免疫效果不显，注射两针才能降低发病率或减轻症状。新的疫区需连续普种3～4年，方能使疫情稳定。对实验室、流行病学工作人员以及新进疫区的劳动者，疑为感染本病者但尚无明显症状时，可每日肌注青霉素G 80～120万单位，连续2～3天作为预防用药。有心、肾疾患、结核病及发热患者不予注射。

5. 对高危易感者如孕妇、儿童青少年、老年人或实验室工作人员意外接触钩体、疑似感染本病但无明显症状时，可注射青霉素每日80～120万单位，连续2～3日。此外，还可因地制宜选用土茯苓30克，鱼腥草15～30克，穿心莲、金银花等煮水服。

（三）鼠　疫

鼠疫是由鼠疫杆菌引起的危害人类最严重的一种烈性传染病，在我国列为甲类传染病，也是国际三大检疫传染病之一。病原为鼠疫杆菌，为革兰染色阴性短小杆菌。各型病人均可成为传染源，主要以鼠蚤为传播媒介。在疫区已发现有无症状的咽部带菌者。

"鼠—蚤—人"传播是鼠疫的主要传播方式：鼠蚤吸吮病鼠血液叮咬人，可将鼠疫杆菌注入人体，这是酿成人间鼠疫大流行的重要原因。此外，病人的粪便、尿、分泌物污染了周围环境，与病人直接和间接接触，可使健康人传染上鼠疫。蚤粪中含有的细菌及被人打死后蚤体逸出的细菌，也可通过被叮咬的创面或其他破损处进入人体。另外，剥食感染鼠疫的旱獭等啮齿类动物也是致人感染的常见原因。少数可因直接接触病人的痰液、脓液或病兽的皮、血、肉经破损皮肤或黏膜受染。肺鼠疫患者痰中含有的大量鼠疫杆菌，可以通过飞沫形成"人—人"间传播，造成人间肺鼠疫大流行。

人群对鼠疫普遍易感，无性别年龄差别，病后可获持久免疫力，预防接种可获一定免疫力。临床上主要为腺型鼠疫、肺型鼠疫以及由这两者继发形成的败血症型鼠疫。近年来，以散发和病灶暴发为主，报告病例数有所增加。

【临床表现】

潜伏期：原发性肺鼠疫1~3天，腺鼠疫或败血鼠疫2~5天，曾预防接种者，可长至12天。

起病急骤，寒战、发热，体温可达39℃以上，伴剧烈头痛和全身酸痛、烦躁不安、意识模糊、极度衰竭、血压下降，可出现皮肤及黏膜出血、鼻衄、咯血、呕血、便血、血尿等出血现象。

1. 腺鼠疫

最常见。腹股沟淋巴结炎最多见，约占70%；其次为腋下、颈及颌下，多为单侧。病后第2~3天症状迅速加剧，红、肿、热，痛并与周围组织粘连成块，剧烈触痛，病人处于强迫体位。4~5天后淋巴结化脓溃破，随之病情缓解。部分可发展成败血症、严重毒血症及心力衰竭或肺鼠疫而死亡。若及时用抗生素治疗，病死率可降至5%~10%。

2. 肺鼠疫

是最严重的一型，病死率极高。该型起病急骤，发展迅速，除严重中毒症状外，在起病24~36小时出现剧烈胸痛、咳嗽，咯大量泡沫血痰或鲜红色痰；呼吸急促，并迅速呈现呼吸困难和发绀；肺部可闻及少量散在湿啰音，可出现胸膜摩擦音；胸部X线呈支气管炎表现，与病情严重程度极不一致。如抢救不及时，多于2~3天，因心力衰竭、出血而死亡。

3. 败血症型鼠疫

可原发或继发，最为凶险。常突然高热或体温不升，神志不清，谵妄或昏迷，无淋巴结肿。皮肤黏膜出血、鼻出血、呕吐、便血或血尿、弥漫性出血和心力衰竭，多在发病后 24 小时内死亡，很少超过 3 天。病死率高达 100%。因皮肤广泛出血、瘀斑、发绀、坏死，故死后尸体呈紫黑色，俗称"黑死病"。

4. 其他少见类型

包括皮肤鼠疫、肠鼠疫、眼鼠疫、脑膜炎型鼠疫、扁桃体鼠疫等。

【治疗要点】

（1）严格隔离，单间检疫。医护人员需有严密的自身防护。患者隔离到症状消失、血液、局部分泌物或痰培养（每 3 天 1 次）3 次阴性，肺鼠疫 6 次阴性。

（2）抗菌治疗。治疗原则是早期、联合、足量应用敏感的抗菌药物。当前最有效的抗生素为头孢曲松（头孢三嗪）和环丙沙星，其次为氨苄青霉素。头孢曲松（头孢三嗪）：1～2 克/天，重者可用到 4～6 克/天；分 1～2 次静脉滴注。环丙沙星：0.2 克，静脉滴注，2 次/天；或 0.5 克，口服，2 次/天。氨苄青霉素：100～200 毫克/（千克·天），分 3 或 4 次肌内注射或静脉滴注。

（3）对症处理。急性期应予补液，烦躁不安者，可予镇静药，中毒症状重者酌用激素。休克者按抗休克原则处理，必要时吸氧。视病情需要可以输血或血浆支持治疗。

【疫源阻断】

1. 管理传染源

发现疑似或确诊患者，应立即按紧急疫情上报，同时将患者严密隔离，禁止探视及病人互相往来。病人排泄物应彻底消毒，病人死亡应火葬或深埋。接触者应检疫9天，对曾接受预防接种者，检疫期应延至12天。对自然疫源地进行疫情监测，控制鼠间鼠疫。广泛开展灭鼠活动。

2. 切断传播途径

灭鼠、灭蚤。加强交通及国境检疫，对来自疫源地的外国船只、车辆、飞机等均应进行严格的国境卫生检疫，实施灭鼠、灭蚤消毒，对乘客进行隔离留检。

3. 保护易感者

对易感者自鼠间开始流行时，对疫区及其周围的居民、进入疫区的工作人员，均应进行预防接种。进入疫区的医务人员，必须接种菌苗，2周后方能进入疫区。工作时必须着防护服，戴口罩、帽子、手套、眼镜，穿胶鞋及隔离衣。接触患者后可服下列一种药物预防，四环素每日2克，分4次服；磺胺嘧啶每日2克，分4次服，连续6天。

（四）炭 疽

炭疽是由炭疽芽孢杆菌引起的一种人畜共患急性传染病。炭疽杆菌对人类和牛羊等草食动物有很强的致病力，传染源为染病的动物及其制品，感染后潜伏期短，病情急重，病死率高。人感染炭疽主要有3种途径。①接触感染：经皮肤小伤口和黏膜感染造成皮肤炭疽；②经口感染：多因食用未经煮透的大块病畜肉或奶制品引起炭疽暴发流行；③呼吸道吸入感染：吸入带炭疽芽孢的气溶胶而感染炭疽。但这3种传染途径有时难以截然分开，它们常常交织在一起，存在几个途径同时侵入感染或前后感染。人群普遍易感，职业性强，多发生于牧民、农民、屠宰与肉类加工和皮毛加工的工作人员。全年都可发病，7~9月为发病高峰。炭疽是一种病死率很高的传染病。肺炭疽、重症肠炭疽与炭疽败血症的病死率高达90%以上，及时诊治，可降低病死率。

【临床表现】

潜伏期从数小时至7天，一般为暴露后2天发病。可分为5型。

1. 皮肤炭疽

平时95%以上为皮肤炭疽，多发生于暴露的面部、颈部、上肢等易接触到污染物的部位。感染后12~36小时，开始为斑疹或出血疹，第2天局部肿胀加重并出现丘疹和小水泡。5天后溃疡形成，血性渗出成黑痂。肿胀严重但无疼痛，压痛也不明显。10天后黑痂脱落，形成瘢痕。病程中常有轻至中度发烧、头痛和全身不适等症状。少数病例于眼睑、颈、手及股内侧等皮肤呈大片水肿，而无水疱形成，病变迅速扩展，形成大片坏死，称恶性水肿型皮肤炭疽，病人全身毒血症状明显，预后差。

2. 吸入性（肺）炭疽

自然情况下较少发生，通常是致死性的，早期诊断较困难。骤然起病，干咳，低热，乏力与心前区不适感，2~4天后出现高热、寒战、咳嗽加重，血水样痰，伴胸痛、气急、发绀与大汗。肺部仅少量湿啰音，与肺部症状不相称，可伴胸腔积液。

3. 口咽部或胃肠道炭疽

平时很少见，口咽部炭疽初始症状表现为发热、咽部疼痛和吞咽困难。胃肠道炭疽症状急起剧烈腹泻、腹痛与呕吐，大便呈水样。可伴发热。轻者2~3天而愈。重者高热，血水样便，腹胀，腹部可有明显压痛、反跳痛，甚至腹肌强直等急性化脓性腹膜炎表现。

4. 脑膜炎型炭疽

可继发于以上3型，也可直接发生。

5. 炭疽败血症

常继发于肺炭疽、肠炭疽及严重的皮肤炭疽。除原发病变加重外，出现严重的全身毒血症表现，如寒战、高热、感染性休克及DIC。迅速出现呼吸与循环衰竭。发生炭疽性脑膜炎时，可出现谵妄、昏迷、抽搐及脑膜刺激症。

【治疗要点】

炭疽杆菌在体内大量繁殖，产生毒素，毒素发挥作用，最终导致呼吸中枢衰竭而死亡。因此，炭疽的治疗原则应该是，隔离患者，尽早治疗，早期杀灭体内细菌，中和体内毒素，克服平滑肌痉挛，维持呼吸功能，后期防止发生合并症。

1. 抗生素治疗

一般轻型皮肤炭疽，可用青霉素 G 钠盐每6小时500毫克给药（约83万单位），注射或口服，疗程5~7天。或选用普鲁卡因青霉素，每12~24小时注射量600毫克（100万单位），注射4~7天，病灶可达无菌，但并不能影响病程进展。

严重皮肤型或肠型、肺型病人，开始用青霉素 G 钠盐治疗，1200毫克（200万单位）滴入或静注，于4~6小时内注完全量，再改用普鲁卡因青霉素注射，每日量达到1000万~2000万单位，疗程5~7天。也可与链霉素协同作用，链霉素每天给药1~2克。对青霉素有过敏反应的患者，可选用其他抗生素，如四环素、金霉素、氯霉素、庆大霉素、先锋霉素、红霉素等。红霉素作为替代药物，静脉内给予。

2. 抗血清治疗

抗炭疽血清对中和体内毒素，降低持续高热，消除严重水肿、恢复心血管功能有其特殊作用。但动物抗血清有较多不良副作用，精制抗血清可采用，或应用人血特异丙种蛋白，有效且无副作用。现已较少应用。

3. 对症治疗

预防和抢救感染性休克和弥漫性血管内凝血最为重要对营养摄取不足或呕吐、腹泻严重者，应给予静脉补液及调整电解质紊乱；对呼吸困难者，应给以坐位，吸痰，保持呼吸道通畅，并及时给氧和呼吸中枢兴奋剂；对出血严重者给予适当输血；对头痛、烦躁不安者，给予镇静和止痛剂；对有脑膜刺激症和脑压增高者，应给脱水剂。氢化可的松每天200～300毫克静脉滴注，对抑制局部水肿的发展和减轻毒血症症状有一定疗效。

4. 局部病灶的处理

对皮肤炭疽的局部病灶除取样作诊断外，切忌挤压和外科手术切开引流，以防止败血症和发生混合感染，肿胀部可用冷敷法消肿。创面保持清洁，局部可用0.1%的高锰酸钾冲洗，外敷无刺激性的软膏，如硼酸软膏、青霉素软膏、磺胺软膏等。

炭疽患者绝大多数是由于继发性休克死亡，因此，要延长给药时间和进行良好的护理，才能提高治愈率。

【疫源阻断】

1. 疫源消毒

病人分泌物和排泄物用含氯消毒剂消毒，有效氯12000毫克/升。餐具首选水中1%加碳酸钠煮30分钟，或0.5%过氧乙酸浸泡30分钟。污染表面消毒，用具、家具，用0.5%过氧乙酸或有效氯5000毫克/升擦拭2次，使其保持洗润，保持30分钟。对炭疽病畜的处理，应以"不流血"的方式处死，严禁剥皮、宰杀、煮食，尸体经表面消毒处理后火化。

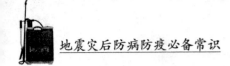
2．一般预防

（1）暴露前免疫：预防用"人用皮上划痕炭疽减毒活疫苗"自动免疫预防接种。

（2）暴露后预防：①药物预防；②免疫接种；③药物预防与免疫接种联合应用可能是暴露后预防更有效的办法。

3．易感人群预防

对易感职业人员加强卫生教育，工作时穿工作衣，戴口罩与手套，加强防护，每年接种1次炭疽杆菌减毒活菌苗。

（五）狂犬病

狂犬病是世界上病死率最高的疾病，一旦发病，死亡率几乎为100%。狂犬病又称恐水症，是由狂犬病病毒引起的一种人畜共患的中枢神经系统急性传染病。狂犬病病毒主要通过咬伤的伤口进入人体，可通过皮肤损伤（抓伤、擦伤、冻裂等）和正常黏膜（口、鼻黏膜和眼结膜）而使人受染。病人和病兽的各组织和内脏中也含有病毒，故有可能通过屠宰动物或尸体解剖而感染本病。此外，被外表健康而唾液中带有病毒的狗咬伤亦可患病。

所有温血动物包括人类，都可能被感染，多由染病的动物咬伤而得。狗咬伤分普通狗咬伤和疯狗咬伤（后者又称狂犬病或恐水病），前者多无生命危险，后者常使存于疯狗（或健康带毒狗）唾液中的狂犬病毒，沿咬伤，或抓伤的创口侵入神经系统到大脑内繁殖，引起严重的症状。狗咬伤的伤口深而且形状复杂，恰好适于细菌繁殖，这也是发生破伤风之类疾病的道理，一般是口边出白色泡沫的疯狗咬到而传染。除狗之外，带毒的猫、狼、狐狸或蝙蝠咬伤后，也会发生本病。被感染的动物咬伤未做防注射者的发病率达10%～70%以上。患病的动物经常变得非常野蛮，在唾液里的病毒从咬破的伤口进入下一个病人，狂犬病从一个人传到另外一个人极为少见。

地震尤其是大地震，导致大批野生动物脱离原有生存环境，多数家养犬畜成为流浪犬畜。这就一定程度上增加了狂犬病的潜在风险。面对这一严峻的事实，应针对高危人群及养犬密度大的农村，开展预防宣传，普及狂犬病的防治知识，降低狂犬病的发病率。

【临床表现】

本病潜伏期10天至1年以上，最长可达6年，一般为20～90天，个人体质不同潜伏期的时间不等，在潜伏期中感染者没有任何症状。临床上可以分为以下两型：

1. 兴奋型（典型）

最常见，又分前驱期、兴奋期和麻痹期。

（1）前驱期。持续1～4日，主要表现为局部感觉异常，在已愈合的伤口附近及其神经通路上有麻、痒或疼痛感，其远端可有间歇性放射刺痛，四肢有蚁走感，同时常出现全身症状，如低热、头痛、乏力、烦躁、恐惧不安等，继之对声、光、风等刺激敏感而有咽喉发紧。

（2）兴奋期。持续1～3日，患者各种症状达到顶峰，主要表现为怕水、怕风、怕声、怕光和兴奋不安，恐怖异常，最典型的症状为恐水：饮水、闻流水声甚至谈到饮水都可诱发严重的咽肌痉挛，因此常渴极而不敢饮，饮后亦无法下咽。微风、音响、触摸等亦可引起咽肌痉挛。痉挛严重者可伴呼吸肌痉挛而发生呼吸困难，甚至全身抽搐。植物神经系统功能亦亢进，表现为大汗、心率增快、血压升高、唾液分泌增加。因不能饮水且多汗故常有脱水。体温常升高至38～40℃。神志大多清晰，偶可出现精神失常、谵妄、幻听等，但咬人者少见。

（3）麻痹期。如果患者能够渡过兴奋期而侥幸活下来，就会进入昏迷期，持续6~18小时。患者渐趋安静，狂犬病的各种症状均不再明显，痉挛发作停止，出现各种瘫痪，其中以肢体瘫痪较为多见。亦可有眼肌、面肌及咀嚼肌瘫痪，表现为眼球运动障碍、下颌下垂、口流唾液，同时亦可有失音、感觉减退、反射消失、瞳孔散大、呼吸微弱或不规则、昏迷，常因呼吸和循环衰竭而迅速死亡。

整个病程平均4日，一般不超过6日，超过10日者极少见。

2. 瘫痪型

我国少见。前驱期同样表现发热、头痛、全身不适及咬伤部位的感觉异常，继之出现各种瘫痪，如肢体截瘫、上行性脊髓瘫痪等，最后常死于呼吸肌麻痹，本型病程可较长，约7~10日。

3. 并发症

狂犬病，尤其是兴奋型狂犬病症状复杂、多样，病变累及多系统脏器组织，从而引起相应器官组织的并发症。狂犬病的并发症是狂犬病的死亡原因。

【治疗要点】

被动物咬伤后，应立即冲洗伤口，关键是洗的方法。因为伤口像瓣膜一样多半是闭合的，所以必须掰开伤口进行冲洗。用自来水对着伤口冲洗虽然有点痛，但也要忍痛仔细地冲洗干净，这样尽量才能防止感染。冲洗之后要用干净的纱布把伤口盖上，速去医院诊治。被动物咬伤后，即使是再小的伤口，也有感染狂犬病的可能，同时可感染破伤风，伤口易化脓。患者应向医生要求注射狂犬病疫苗和破伤风抗毒素预防针。

（1）严格隔离病人，专人护理，防止唾液污染，尽量保持病人安静，防止音、光、风的刺激。狂躁时给予镇静剂。医护人员宜戴口罩和胶皮手套，以防止鼻和口腔黏膜及皮肤细小破损处为患者唾液所玷污。

（2）加强监护治疗，给氧，注意维持患者的呼吸系统和心血管系统的功能。必要时切开气管，纠正酸碱中毒，维持水电平衡。鼻饲或插管给予营养液及水分。

（3）尽一切可能维护病人的心血管和呼吸功能。

并发症是狂犬病人的死亡原因，最常见的是低氧血症、心律紊乱、脑水肿、低血压、心力衰竭、呼吸衰竭等，应采取有效措施预防一切可能发生的并发症，是延缓病人生存时间的重要环节。低氧血症患者有呼吸困难症状时，监护动脉分压。对于脑水肿患者，应用20%甘露醇联合地西泮定脱水，或插管减压。对心率紊乱的患者，要坚强血氧和心电图监护，纠正低氧血症。

狂犬病对人的危害很大，人一旦被狂犬病病犬咬伤，应尽快注射狂犬病疫苗，如严重还应加注射血清或免疫球蛋白，最好是24小时内注射，如延迟注射也是可以的，只要没有发病，这是抗体和病毒赛跑的过程，一旦发作，病死率是100%。世界上仅仅有一例抢救过来的，但是不具备推广价值。所以动物主人一定要按免疫程序定期给其他动物注射狂犬病疫苗，防止被犬咬伤。对于家养的大型犬一定要圈养、拴养，防止散养咬伤他人，人一旦被不明的犬咬伤后应立即到防疫部门进行紧急免疫。对于震区的无主犬及野犬，发现后应立即采取控制措施。

【疫源阻断】

狂犬病是经带毒的狗、猫等咬伤或抓伤机体而使人感染发病，发病的动物其唾液中含有大量的病毒，但曾有报道狗带毒可达9～39个月之久，已感染狂犬病毒未发病的动物同样能使人发生狂犬病。狂犬病有疫苗可供预防，但无特异的有效治疗，发病后几乎100%病人都会死亡。因此做好

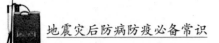

预防至关重要。

1. 疫源消毒

狂犬病病毒的抵抗力不强，在56℃30分钟或100℃2分钟条件下即可灭活，但在4℃和0℃以下可分别保持活力达数周和数年。一般消毒方法，如日晒、紫外线、甲醛以及季胺类消毒剂（新洁尔灭等）均能将其杀灭，故被狂犬咬伤的伤口可用新洁尔灭冲洗。

2. 暴露前预防

（1）疫苗接种：疫区的人和动物，尤其狗等宠物应强制性接种狂犬疫苗，防止疾病发生，可通过投喂含口服狂犬疫苗的诱饵实现；用灭活或改良的活毒狂犬疫苗免疫可预防狂犬病，其免疫程序是，活苗3~4月龄的犬首次免疫，一岁时再次免疫，然后每隔2~3年免疫一次。灭活苗在3~4月龄犬首免后，二免在首免后3~4周进行、二免后每隔一年免疫一次。对与狂犬病病毒、病兽或病人接触机会较多的人员应进行感染前预防接种。

（2）管理好传染源：重点是消灭犬狂犬病。家犬、猫应进行登记，并接种狂犬病疫苗，发病的犬、猫立即击毙、焚毁或深埋；对野犬应捕杀，控制野生动物、宠物间的传播。怀疑为狂犬病的狗、猫等动物，立即接种狂犬疫苗，同时隔离观察至少3个月，避免动物间撕咬造成疾病扩散。疯动物及其被咬伤的动物应杀死并销毁。

3. 暴露后预防

（1）及时处理局部伤口：用3%~5%肥皂水或0.1%新洁尔灭或再用清水充分洗涤，较深伤口冲洗时，用注射器伸入伤口深部进行灌注清洗，做到全面彻底。再用75%乙醇消毒，继之用浓碘酊涂擦，伤口不宜缝合。局部伤口处理愈早愈好，即使延迟1~2天甚至3~4天也不应忽视局部处理，此时如果伤口已结痂，也应将结痂去掉后按上法处理。

（2）暴露后接种：在咬人的动物未排除狂犬病之前或咬人动物已无法观察时，病人应及时注射狂犬病疫苗。除被咬伤外，凡被可疑狂犬病动物吮舔、抓伤、擦伤过皮肤、黏膜者，也应接种疫苗。狂犬疫苗应分别在第0、3、7、14、30天各肌肉注射1针，共注射5针。0是指注射第1针的当天，以后以此类推。咬伤程度严重或伤处近中枢神经可加倍量注射疫苗，疫苗使用如不及时或剂量不足都会影响预防效果。疫苗应在有效期内使用。

如果咬伤严重，有多处伤口或伤口在头、面、颈、手指者，在接种疫苗同时应注射抗狂犬病血清。这是因为注射狂犬病疫苗后要15~20天才产生抗体，1个月左右抗体水平才能达到高峰，才能有效地防止发病。免疫血清能中和游离病毒，也能减少细胞内病毒繁殖扩散的速度，使潜伏期延长，争取自动抗体产生的时间，从而提高疫苗疗效。抗狂犬病血清注射的方法是一半肌肉注射，一半伤口周围浸润注射。注射应于感染后48小时内进行。使用抗狂犬病血清应做过敏试验。高价抗狂犬病毒免疫血清的使用。注射狂犬疫苗和血清要及时、全程、足量，注射时间距咬伤时间越早，预防效果越好。

四、防治虫媒传染病

震后是疟疾、黑热病、乙脑等疾病的高发季节，老鼠、蚊子、虱子、跳蚤、蜱、螨等是虫媒传染病的主要传播媒介，预防流行性乙型脑炎、疟疾、黑热病等虫媒传染病，应采取灭蚊、防蚊和预防接种为主的综合措施。

（1）实行24小时值班和疫情网络零报告制度，控制和管理传染源，家畜家禽圈棚要经常洒灭蚊药，病人要隔离。饲养家畜家禽的农村居民，除对家畜、家禽的棚圈应定期喷洒灭蚊灭蝇药物，还要注意与之保持一定的距离；

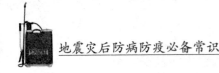

（2）改善居住环境，注意个人卫生，做好针对性的自我防护，从根本上切断传播途径。清扫卫生死角，疏通下水道，喷洒消毒杀虫药水，消除蚊虫孳生地，降低蚊虫密度，切断传播途径。

（3）做好个人防护，避免被蚊虫叮咬，夜间睡觉挂蚊帐，露宿或夜间野外劳动时，暴露的皮肤应涂抹防蚊油，或者使用驱蚊药。在流行季节前或进入疫区前注射有关疾病的疫苗或服用预防性药物，以起到一定的预防作用；如果有可能应避免到虫媒病流行的地区。

（4）了解疾病源地的分布和流行情况，做好灭鼠、灭蚊、防蚊、灭虱、灭蚤等工作，以切断疾病的传播途径；大部分虫媒病流行是季节性的，在非流行季节前往上述地区可减少感染的机会；采取个人防护措施，如夏季用蚊帐、蚊香、防蚊油、驱虫剂等。

（5）根据疫情监测动态，及时给易感人群接种乙脑疫苗，同时做好斯锑黑克、喷他脒、乙胺嘧啶、伯氨喹等紧缺药物的储备，一旦发生黑热病和疟疾方可有效治疗。

（一）流行性乙型脑炎

流行性乙型脑炎（以下简称乙脑）是以脑实质炎症为主要病变的中枢神经系统急性传染病，属于自然疫源性疾病，病原体为乙脑病毒。乙脑病毒可以感染人和许多动物，如猪、马、牛、羊、狗、鸡、鸭等，其中猪的感染率最高，几乎可达100%。猪不仅感染率高，感染后血液中含有病毒的时间和病毒的含量都是所有动物中最高的，因此，猪是乙脑的主要传染源。动物受染后可有3～5天的病毒血症，致使蚊虫受染传播。蚊子先叮咬了病猪再叮咬人，可造成人类乙脑的流行。能传播本病的蚊种有库蚊、伊蚊和按蚊中的某些种类，其中三带喙库蚊是主要的传播媒介，蚊体内病毒能经卵传代越冬，可成为病毒的长期储存宿主。一般在人类乙脑流行前2~4周，先在家禽中流行，病人在潜伏期末及发病初有短暂的病毒血症，因病毒量少、持续时间短，故其流行病学意义不大，健康人与乙脑病人的接触不会被感染。

人群对乙脑病毒没有先天的免疫力，但感染后出现典型症状的只占很小比例，低于0.1%。多数人通过轻型或隐性感染获得免疫力，病后免疫力强而持久。人类普遍易感。成人多数呈隐性感染，发病多见于10岁以下儿童，以2~6岁儿童发病率最高。但人会不会发病尚取决于两个因素：一是病毒的毒力与数量，二是人体抵抗力的强与弱。当人体抵抗力强而病毒弱时，病毒即被消灭，绝大多数感染者不发病，呈隐性感染；反之，当侵入病毒量多、毒力强、机体免疫功能又不足，则病毒继续繁殖，经血行散布全身，人则会发病。约在病后1周可出现中和抗体，它有抗病能力，并可持续存在4年或更久，反复多次隐性感染或病后多有持久免疫力，故二次发病者罕见。乙脑呈高度散发性，同一家庭同时有两个病人罕见。近年来由于儿童和青少年广泛接种乙脑疫苗，故成人和老人发病相对增多，病死率也高，男性较女性多。临床上急起发病，有高热、意识障碍、惊厥、强直性痉挛和脑膜刺激征等，重型患者病后往往留有后遗症。

【临床表现】

潜伏10~15天。大多数患者症状较轻或呈无症状的隐性感染，仅少数出现中枢神经系统症状，表现为高热、意识障碍、惊厥等。典型病例的病程可分4个阶段。

1. 初期

起病急，体温急剧上升至39℃~40℃，伴头痛、恶心和呕吐，部分病

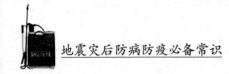

人有嗜睡或精神倦怠，并有颈项轻度强直，病程 1~3 天。

2. 极期

体温持续上升，可达 40℃ 以上。初期症状逐渐加重，意识明显障碍，由嗜睡、昏睡乃至昏迷，昏迷越深，持续时间越长，病情越严重。神志不清最早可发生在病程第 1~2 日，但多见于 3~8 日。重症患者可出现全身抽搐、强直性痉挛或强直性瘫痪，少数也可软瘫。严重患者可因脑实质类（尤其是脑干病变）、缺氧、脑水肿、脑疝、颅内高压、低血钠性脑病等病变而出现中枢性呼吸衰竭，表现为呼吸节律不规则、双吸气、叹息样呼吸、呼吸暂停、潮式呼吸和下颌呼吸等，最后呼吸停止。体检可发现脑膜刺激征，瞳孔对光反应迟钝、消失或瞳孔散大，腹壁及提睾反射消失，深反向亢进，病理性锥体束征如巴氏征等可呈阳性。

3. 恢复期

极期过后体温逐渐下降，精神、神经系统症状逐日好转。重症病人仍可留在神志迟钝、痴呆、失语、吞咽困难、颜面瘫痪、四肢强直性痉挛或扭转痉挛等，少数病人也可有软瘫。经过积极治疗大多数症状可在半年内恢复。

（1）并发症：肺部感染最为常见，因患者神志不清，呼吸道分泌物不易咳出，导致支气管肺炎和肺不张。其次有枕骨后褥疮、皮肤脓疖、口腔感染和败血症等

（2）后遗症：虽经积极治疗，但发病半年后仍留有精神、神经系统症状者，称为后遗症。约 5%~20% 患者留有后遗症，均见于高热、昏迷、抽搐等重症患者。后遗症以失语、瘫痪和精神失常为最常见。失语大多可以恢复，肢体瘫痪也能恢复，但可因并发肺炎或褥疮感染而死亡。精神失常多见于成人患者，也可逐渐恢复。

该病病死率在10%左右，轻型和普通型患者大多恢复，暴发型和脑干型患者的病死率较高，多于极期因呼吸衰竭而残废死亡。

【治疗要点】

病人应住院治疗，病室应有防蚊、降温设备，应密切观察病情，细心护理，防止并发症和后遗症，对提高疗效具有重要意义。

1. 一般治疗

病室应安静，对病人要尽量避免不必要的刺激。注意口腔及皮肤的清洁，防止发生压疮。注意饮食和营养，供应足够水分，高热、昏迷、惊厥患者易失水，故宜补足量液体，成人一般每日1500～2000毫升，小儿每日50～80毫升/千克，但输液不宜多，以防脑水肿，加重病情。对昏迷患者宜采用鼻饲。监测生命体征的变化。

2. 对症治疗

（1）高热的处理：①物理降温，室温争取降至30℃以下。戴冰帽、枕冰袋，30%～50%乙醇擦浴。使体温保持在38℃～39℃（肛温）之间。②药物降温，一般可肌注安乃近，成人0.5克，每4～6小时一次，幼儿可用安乃近肛塞，应避免用过量的退热药，以免因大量出汗而引起虚脱。③亚冬眠疗法，氯丙嗪和异丙嗪成人各50～100毫克，每6小时肌内注射1次，使患者体温降至38℃左右、无明显抽动为宜，应密切观察生命体征变化。

（2）惊厥的处理：力求防止发生，一旦出现症状应根据惊厥、抽搐原因采取针对性的措施。可使用镇静止痉剂，如地西泮、水合氯醛、苯妥英钠、阿米妥钠等，应对发生惊厥的原因采取相应的措施：①因脑水肿或脑疝所致者，应以脱水药物治疗为主，可用20%甘露醇（1～1.5克/千克），在20～30分钟内静脉滴完，必要时4～6小时重复使用。同时可合用呋塞

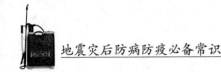

米、肾上腺皮质激素等，以防止应用脱水剂后的反跳。②因呼吸道分泌物堵塞、换气困难致脑细胞缺氧者，则应及时吸痰、保持呼吸道通畅，必要时行气管切开，加压呼吸。③因高温所致者，应以降温为主。④由脑性低血钠引起的抽风可用3%盐水滴注。⑤低血钙引起的抽搐应及时补充钙剂。⑥脑实质炎症引起的抽搐可选用镇静药。镇静药应用原则：宜早用，肌肉松弛后即停，掌握剂量，注意给药时间。常用药物：可选用地西泮（安定）10~20毫克/次，肌内注射或静脉推注；水合氯醛1.5~2克/次，鼻饲或保留灌肠。可重复应用，必要时施行亚冬眠疗法。

（3）呼吸障碍和呼吸衰竭的处理：深昏迷病人喉部痰鸣音增多而影响呼吸时，可经口腔或鼻腔吸引分泌物、采用体位引流、雾化吸入等，以保持呼吸道通畅。因脑水肿、脑疝而致呼吸衰竭者，可给予脱水剂、肾上腺皮质激素等。因惊厥发生的屏气，可按惊厥处理。如因假性延髓麻痹或延脑麻痹而自主呼吸停止者，应立即作气管切开或插管，使用加压人工呼吸器。如自主呼吸存在，但呼吸浅弱者，可使用呼吸兴奋剂如山梗菜碱、尼可刹米、利他林、回苏林等（可交替使用）。

（4）循环衰竭的处理：因脑水肿、脑疝等脑部病变而引起的循环衰竭，表现为面色苍白、四肢冰凉、脉压小、中枢性呼吸衰竭，宜用脱水剂降低颅内压。如为心源性心力衰竭，则应加用强心药物，如西地兰等。如因高热、昏迷、失水过多、造成血容量不足，致循环衰竭，则应以扩容为主。

3. 肾上腺皮质激素及其他治疗

肾上腺皮质激素有抗炎、退热、降低毛细血管通透性、保护血脑屏障、减轻脑水肿、抑制免疫复合物的形成、保护细胞溶酶体膜等作用，对重症和早期确诊的病人即可应用。待体温降至38℃以上，持续2天即可逐渐减量，一般不宜超过5~7天。过早停药症状可有反复，如使用时间过长，则易产生并发症。

在疾病早期可应用广谱抗病毒药物：病毒唑或双嘧达莫治疗，退热明显，有较好疗效。

4. 后遗症和康复治疗

康复治疗的重点在于智力、吞咽、语言和肢体功能等的锻炼，可采用理疗、体疗、中药、针灸、按摩、推拿等治疗，以促进恢复。

【疫源阻断】

1. 管理传染源

主要的传染源是家畜，尤其是未经过流行季节的幼猪，近年来应用疫苗免疫幼猪，以减少猪群的病毒血症，从而控制人群中乙脑流行。最近全国不少地方紧急为宠物猪、商业猪打乙脑疫苗，其实也就是控制乙脑的传染源。早期发现病人，及时隔离和治疗病人，隔离期应着重防蚊。

2. 切断传播途径

防蚊和灭蚊是控制本病流行的重要环节，特别是针对库蚊的措施。三带喙库蚊是一种野生蚊种，主要孳生于稻田和其他浅地面积水中。成蚊活动范围较广，在野外栖息，偏嗜畜血。因此，灭蚊时应根据三带喙库蚊的生态学特点采取相应的措施。如：结合农业生产，可采取稻田养鱼或洒药等措施，重点控制稻田蚊虫孳生；搞好畜类卫生，在畜圈内喷洒杀虫剂等。

3. 预防接种

进行预防接种是保护易感人群的重要措施，人群免疫目前国际上主要使用的乙脑疫苗有 2 种，即日本的鼠脑提纯灭活疫苗和中国的地鼠肾细胞灭活疫苗。在乙脑流行期开始前 1 个月，对儿童及从非流行区进入流行区的人员

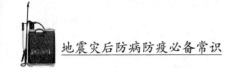

进行乙脑灭活疫苗接种，高危的成人也应考虑。经流行季节试验，保护率可达60%～90%。一般接种2次，间隔7～10天；第二年加强注射1次。

接种时应注意：①不能与伤寒三联菌苗同时注射；②有中枢神经系统疾患和慢性酒精中毒者禁用。有人报道乙脑疫苗注射后（约2周后）出现急性播散性脑脊髓炎，经口服强的松龙（2毫克/千克/天）迅速恢复。疫苗的免疫力一般在第二次注射后2～3周开始，维持4～6个月，因此，疫苗接种须在流行前1个月完成。

（二）疟　疾

疟疾是疟原虫经蚊传播的一种周期性发作的寄生虫病，是夏季诸多传染性疾病的一种。寄生于人体的疟原虫共有4种，即间日疟原虫、三日疟原虫、恶性疟原虫和卵形疟原虫在我国主要是间日疟原虫和恶性疟原虫。传染源为疟疾病人及带虫者，按蚊是疟疾的传播媒介，染疫按蚊终生具有传染性，当按蚊叮咬患者时，疟原虫的雌雄配子体随吸入的血液在蚊体内相结合，经发育变成有传染性的子孢子，再叮咬人时，就会使人感染；此外输血也可传播疟疾。疟疾是一种急性发热性疾病，潜伏期为7天或更长的时间，是一多因素疾病，其发病率变化很大；在高疫区传播季节时儿童可达70%～80%，其流行病学取决于自然传播需要的按蚊媒介和受感染的人宿主的分布。在所有热带的地方性流行区都存在这两种因素。传播的重要因素包括昆虫媒介的种群、温度和控制情况，在我国主要分布于长江以南的热带和亚热带气候省份，如海南、云南、贵州、福建、广西、广东等。

【临床表现】

间日疟短潜伏期13～15天，长潜伏期在6个月以上；三日疟24～30天；恶性疟7～12天；卵形疟13～15天。

1. 间日疟

多急起，复发者尤然。初次感染者常有前驱症状，如乏力、倦怠、打呵欠，头痛，四肢酸痛，食欲缺乏，腹部不适或腹泻，不规则低热。一般持续2~3天，长者1周，随后转为典型发作。分为3期：

（1）发冷期：骤感畏寒，先为四肢末端发凉，后迅速感觉背部、全身发冷。皮肤起鸡皮疙瘩，口唇、指甲发绀，颜面苍白，全身肌肉关节酸痛。进而全身发抖，牙齿打颤，有的人盖几床被子不能制止，持续约10分钟，乃至1小时许，寒战自然停止，体温上升。此期患者常有重病感。

（2）发热期：冷感消失以后，面色转红，发绀消失，体温迅速上升，通常发冷越显著，体温就愈高，可达40℃以上。高热患者痛苦难忍，有的辗转不安，呻吟不止；有的谵妄，甚至抽搐或不省人事；有的剧烈头痛，顽固呕吐。患者面赤，气促，结膜充血，皮肤灼热而干燥，脉洪而速，尿短而色深。多诉说心悸，口渴，欲冷饮。持续2~6升，个别达10多小时。发作数次后唇鼻常见疱疹。

（3）出汗期：高热后期，颜面手心微汗，随后遍及全身，大汗淋漓，衣服湿透，2~3小时体温降低，常至35.5℃。患者感觉舒适，但十分困倦，常安然入睡。一觉醒来，精神轻快，食欲恢复，又可照常工作。此刻进入间歇期。

整个发作过程6~12小时，典型者间歇48小时又重复上述过程。一般发作5~10次，因体内产生免疫力而自然终止。多数病例早期发热不规律，可能系血内有几批先后发育成熟的疟原虫所致。数次发作以后患者常有体弱，贫血，肝脾肿大。发作次数愈多，脾大、贫血愈著。由于免疫力的差异或治疗的不彻底，有的病人可成慢性。

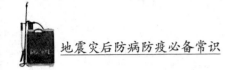

2. 恶性疟

起病缓急不一，临床表现多变，其特点：①起病后多数仅有冷感而无寒战。②体温高，热型不规则。初起常呈间歇发热，或不规则，后期持续高热，长达20余小时，甚至一次刚结束，接着另一次又发作，不能完全退热。③退热出汗不明显或不出汗。④脾大、贫血严重。⑤可致凶险发作。⑥前驱期血中即可检出疟原虫；无复发。腹泻常见于恶性疟原虫感染儿童。

3. 凶险型疟疾

88.3%～100%由恶性疟疾引起，偶可因间日疟或三日疟发生。在暴发流行时5岁以下的幼儿，外来无免疫力的人群发生率可成20倍的增长；即便当地人群，治疗不及时也可发生。临床上可观察患者原虫数量作为监测项目，若厚片每视野达300～500个原虫，就可能发生；如每视野600个以上则极易发生。临床上主要有下列几种类型。

（1）脑型：最常见。其特点是①常在一般寒热发作2～5天后出现，少数突然晕倒起病；②剧烈头痛，恶心呕吐；③意识障碍，可烦躁不安，进而嗜睡，昏迷；④抽搐，半数患者可发生，儿童更多；⑤如治疗不及时，发展成脑水肿，致呼吸、循环或肾衰竭；⑥查体有脾大，2/3的患者在出现昏迷时肝脾已肿大；贫血、黄疸、皮肤出血点均可见；神经系统检查，脑膜刺激征阳性，可出现病理反射；⑦实验室检查：血涂片可查见疟原虫。腰椎穿刺脑脊液压力增高，细胞数常在50个＋以下，以淋巴细胞为主；生化检查正常。

（2）胃肠型：除发冷发热外，尚有恶心呕吐、腹痛腹泻，泻水样便或血便，可似痢疾伴里急后重。有的仅有剧烈腹痛，而无腹泻，常被误为急腹症。吐泻重者可发生休克、肾衰竭而死亡。

（3）过高热型：疟疾发作时，体温迅速上升达42℃或更高。患者气迫，谵妄、抽搐，昏迷，常于数小时后死亡。

（4）黑尿热：是一种急性血管溶血，并引起血红蛋白和溶血性黄疸，重者发生急性肾功能不全。临床以骤起、寒战高热，腰痛、酱油色尿、排尿刺痛感，以及严重贫血、黄疸，蛋白，管型尿为特点。本病地理分布与恶性疟疾一致，国内除西南和沿海个别地区外，其他地区少见。

【治疗要点】

1. 基础治疗

发作期及退热后24小时应卧床休息。要注意水分的补给，对食欲不佳者给予流质或半流质饮食，至恢复期给高蛋白饮食；吐泻不能进食者，则适当补液；有贫血者可辅以铁剂。寒战时注意保暖；大汗应及时用干毛巾或温湿毛巾擦干，并随时更换汗湿的衣被，以免受凉；高热时采用物理降温，过高热患者因高热难忍可药物降温；凶险发热者应严密观察病情，及时发现生命体征的变化，详细记录出入量，做好基础护理。按虫媒传染病做好隔离，患者所用的注射器要洗净消毒。

2. 病原治疗

病原治疗的目的是既要杀灭红细胞内期的疟原虫以控制发作，又要杀灭红细胞外期的疟原虫以防止复发，并要杀灭配子体以防止传播。常用以下药物：

（1）磷酸氯喹：简称氯喹，每片0.25克（基质0.15克）。第1天4片，6小时后再服2片，第2、3天每天2片，共计10片。治疗间日疟及三日疟第1天4片已足；治疗半免疫者单剂4片即可。该药吸收快且安全，服后1~2小时血浓度即达高峰，半衰期120小时；疗程短，毒性较小，是目前控制发作的首选药。部分患者服后有头晕、恶心。过量可引起心脏房

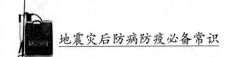

室传导阻滞、心律失常、血压下降。禁忌不稀释静注及儿童肌内注射。尿的酸化可促进其排泄。严重中毒呈阿－斯综合征者，采用大剂量阿托品抢救或用起搏器。值得注意的是恶性疟疾的疟原虫有的对该药已产生抗性。

（2）盐酸氨酚喹啉：作用与氯喹相似。每片0.25克（基质0.2克），第1天3片，第2、3天各2片。

（3）哌喹及磷酸哌喹：本品作用类似氯喹，半衰期9天，为长效抗疟药。哌喹每片含基质0.38克，磷酸哌喹每片0.25克（基质0.15克），口服首剂基质0.6克，8～12小时后再服0.3克（恶性疟0.6克）。磷酸哌喹吸收快，味苦。耐氯喹的虫株对本品仍敏感。羟基哌喹与磷酸羟基哌喹同属哌喹类，但吸收较快，半衰期短（2～3天），较哌喹更适于三天疗法。三天疗法恶性疟各服基质0.6克、0.6克、0.3克；良性疟疾各服0.6克、0.3克、0.3克。

（4）硫酸奎宁：抗疟作用与氯喹大致相同，除较迅速杀灭红细胞内期原虫外，还有退热作用。但该药半衰期短（10小时），味苦；对中枢有抑制作用，表现为头晕、耳鸣和精神不振；对心脏有全面抑制作用，静脉给药可出现血压下降；能增强子宫收缩力，可引起流产。因此，该药仅用于抗氯喹的恶性疟疾及重症病例的抢救。片剂每片0.3克或0.12克，口服第1～2天0.45～0.6克，每天3次；第3～7天0.3～0.6克，每天2次。二盐酸奎宁仅在凶险疟疾时考虑使用。

⑤盐酸甲氟喹：适用于治疗各型疟疾及有抗性的病例。一次顿服4～6片（1～1.5克）。

⑥硝喹：本品对各种疟疾及抗氯喹虫株均有效。每片基质12.5毫克，常与氨苯砜组成复方制剂，各含12.5毫克。口服每天4片，连服3天；3岁以下服1/4片。72小时方能控制症状，故作用较慢。

⑦青蒿素：其吸收特快，很适用于凶险疟疾的抢救。总剂量2.5克，首次1.0克，6小时后0.5克，第2、3天各0.5克。因排泄迅速，故易复发。蒿甲醚，肌内注射首剂0.2克，第2~4天各0.1克。

⑧其他新药：磷酸咯啶每片0.1克，首剂3片，以后2片，2次/天，疗程2天。磷酸咯萘啶疗程2天，各服基质0.8克，0.4克。间氮丫啶疗程3天，各服0.6克、0.3克、0.3克，半免疫者可服单剂0.6克。

恶性疟原虫的抗药性：凡氯喹2.5克（基质1.5克）总量分3日服，未能消除无性生殖原虫，或1个月内复发者，称为抗性。对有抗性者应选用甲氯喹、青蒿素或联合用药。

【疫源阻断】

1. 管理传染源

根治疟疾现症病人和带疟原虫者。

2. 切断传播途径

防蚊，灭蚊。夏天蚊虫肆虐，特别是雨后的蚊子更肆无忌惮，人们都知道蚊虫易传播脑炎，而对另一种因蚊虫叮咬的疾病如疟疾多容易忽略。应在本病还没有流行前加强防范，注意预防是非常必要的。

3. 保护易感人群

对高疟区与暴发流行区的人群和流行地区的非疫区外来人群可予以预防性服药，一般自进入疟区前2周开始服药，持续到离开疟区6~8周。下列药物可根据条件酌情选用。

（1）乙胺嘧啶：剂型为每片6.25毫克，每次4片，每周1次；或每次8片，每2周1次。长期服用可导致巨细胞性贫血，还可产生耐受性。

（2）哌喹或磷酸哌喹：按基质量每次服0.62，每20~30天服1次。

耐氯喹地区也可采用。

（3）复方防疟药：①防疟片1号，含乙胺嘧啶20毫克，氨苯砜100毫克，第1、2天每天1片，以后每周1片。②防疟片2号。每片含乙胺嘧啶17.5毫克，磺胺多辛250毫克，第1、2天每天2片，以后每10天2片。③防疟片3号，含磷酸哌喹250毫克，磺胺多辛50毫克，每月1次，每次4片。

（4）氯喹：每次2片，每10天1次，接受输血者可服氯喹每天1片（基质0.15克），连服3~5天。服用预防药物可出现一些不良反应，如头晕、头昏、恶心、呕吐等，所以重症肝、心、肾疾病及孕妇应慎用或忌用。为防止耐药株产生，每3个月调换1次药物。

（6）免疫预防（疟疾疫苗的开发）

4. 一般预防

人人都要加强体育锻炼，增强体质；积极清除蚊子及其滋生地，防止虐邪入侵；避免暑湿、贪凉以及过食生冷油腻之品。另外，在生活起居方面，应适当注意冷暖，寒战时衣被不宜过热，以免消耗体力，发热时不宜吹风贪凉，以免受寒感邪，适当注意营养，争取早日恢复健康。

（三）黑热病

黑热病是由黑热病原虫杜氏利什曼原虫引起的一种传染病。病人为主要传染源，在某些流行区内犬也可自然感染成为传染源。中华白蛉是我国黑热病主要传播媒介，主要通过白蛉叮咬传播，偶可经破损皮肤和黏膜、胎盘或输血传播。人群普遍易感，病后有持久免疫力，健康人也可具有不同程度的自然免疫性，10岁以内儿童多见，男性较女性多见，农村较城市多发。本病分布较广，我国流行于长江以北17个省市自治区。因起病缓慢，发病无明显季节性。

【临床表现】

潜伏期长短不一，平均3~5个月（10天~9年），病后3~6个月典型症状逐渐明显，长期不规则发热，乏力、纳差、消瘦和咳嗽等。

发热是本病最主要的症状之一，患儿通常表现为不规则发热，若发热较重还常伴见寒战，有时发热经几周可自然缓解，但以后又复发。本病发热的另一特点是，患儿在发热期间除乳幼儿常有烦躁不安外，急性病容多不明显，患儿精神尚好，但可渐见腹部膨大，身体亦渐消瘦。除发热外，主要还表现为肝脾肿大，尤以脾脏肿大出现为早，且较明显。此外尚可见贫血，表现为血红蛋白、红细胞、白细胞和血小板均减少。病情严重者尚可出现口腔炎、坏死性齿龈炎、支气管炎、中耳炎、菌血症等并发症。晚期患者（发病1~2年后）可因长期发热营养不良，极度消瘦，致使患儿发育障碍。

总之，本病虽以发热、肝脾肿大、贫血等为主要表现，但临床尚需与伤寒、疟疾、血吸虫病等相鉴别。

【治疗要点】

1. 一般对症治疗

休息与营养，以及针对并发症给予输血或输注粒细胞，抗感染等。

2. 抗病原治疗

首选葡萄糖酸锑钠，总剂量成人一般100毫克/千克（90~130毫克/千克），每日1次，静脉或肌内注射。疗效迅速而显著，不良反应少。病情重危或有心肝疾患者慎用或改用3周疗法，总剂量成人150毫克/千克，平分6次，每周2次。对锑剂无效或禁忌者可选喷他脒（戊烷脒）等非锑剂药物。

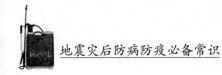

3. 脾切除

巨脾或伴脾功能亢进，或多种治疗无效时应考虑脾切除。术后再给予抗病原治疗，治疗1年后无复发者视为治愈。

家长除让患儿接受正规治疗外，还应加强对患儿的护理，增加饮食营养，如蛋白质、维生素等，注意口腔卫生，以减少感染性并发症。

【疫源阻断】

主要预防措施是治疗患者和捕杀病犬。

1. 健康教育

在流行区进行黑热病防治的宣传，提高居民自我保护意识与能力。

2. 消灭病犬

在山区及黄土高原地带的黑热病流行区，应用寄生虫学和血清免疫学方法查出感染内脏利什曼原虫的犬，并及时杀灭。在病犬较多的地区，应动员群众少养或不养家犬，杀灭野犬。

3. 灭蛉、防蛉

在仍有黑热病流行的平原地区，经监测，如媒介白蛉的密度较高，应于白蛉季节初使用杀虫剂喷洒住屋和宿舍，防止白蛉孳生。在山丘、荒漠地带于白蛉季节内查见病人后，可用杀虫剂喷洒病家及其四周半径15米之内的住屋和畜舍，以歼灭自外入侵室内的白蛉。使用蚊帐、蚊香、燃点干燥的野艾烟熏；不露宿、提倡装置细孔纱门、窗。在山丘地带的黑热病疫区内，可在白蛉季节内用杀虫剂喷淋家犬，以杀死或驱除叮咬吸血的白蛉。夜间在荒漠地带野外工作的执勤人员，应在身体裸露部位涂驱避剂。

（四）恙虫病

恙虫病（又称丛林斑疹伤寒）是一种以鼠类为传染源、以恙螨为传播媒介的自然疫源性传染病，病原为恙虫病立克次体。鼠类是主要传染源和贮存宿主，如沟鼠、黄胸鼠、家鼠、田鼠等，野兔、家兔、家禽及某些鸟类也能感染本病。鼠类感染后多隐性感染，但体内保存立克次体时间很长，故传染期较长。人患本病后，血中虽有立克次体，但由于恙螨刺螫人类仅属偶然现象，所以患者作为传染源的意义不大。恙螨幼虫是本病传播媒介，其生活史包括卵、幼虫、稚虫、蛹和成虫。由于幼虫一生中仅叮咬动物或人一次，所以由感染鼠类获得立克次体的恙螨幼虫，在当代无传播机会，经稚虫、蛹、发育为成虫产卵。立克次体经卵传至下一代（第二代）幼虫，当第三代幼虫叮刺动物或人时，立克次体随唾液传入新的宿主，故称为隔代传播。人群对本病均易感，但病人以青壮年居多。人在自然环境作业时被恙螨叮咬而发病，感染后免疫期仅持续数月，最长达10个月，且只能获得对原株病原体的免疫力，故可再次感染不同株而发病。病人表现为发热、皮疹、叮咬部位出现溃疡、结痂、局部淋巴结肿大等，如治疗不及时，可能发生支气管肺炎、心力衰竭、消化道出血、脑膜炎等并发症。

本病流行有明显季节性与地区性。北方10、11月高发季节，南方则以6~8月为流行高峰，11月明显减少、而台湾、海南、云南因气候温暖，全年均可发病。由于鼠类及恙虫的滋生、繁殖受气候与地理因素影响较大，本病多为散发，偶见局部流行。

【临床表现】

潜伏期4~20天，一般为10~14天。

1. 毒血症症状

起病急骤，先有畏寒或寒战，继而发热，体温迅速上升，1~2天内可

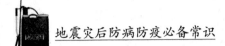

达39℃~41℃，呈稽留型、弛张型或不规则型。伴有相对缓脉、头痛、全身酸痛、疲乏思睡、食欲不振、颜面潮红，结合膜充血。个别患者有眼眶后痛。严重者出现谵语、烦躁、肌颤、听力下降，脑膜刺激征，血压下降，还可并发肺炎。发热多持续1~3周。

2. 焦痂及溃疡

为本病特征，约见于67.1%~98%的患者。发病初期于被恙螨幼虫叮咬处出现红色丘疹，一般不痛不痒，不久形成水泡，破裂后呈新鲜红色小溃疡，边缘突起，周围红晕，1~2天后中央坏死，成为褐色或黑色焦痂，呈圆形或椭圆形，直径约0.5~1厘米，痂皮脱落后形成溃疡，其底面为淡红色肉芽组织，干燥或有血清样渗出物，偶有继发化脓现象。多数患者只有1个焦痂或溃疡，少数2~3个，个别多达10个以上，常见于腋窝，腹股沟、外阴、肛周、腰带压迫等处，也可见于颈、背、胸、足趾等部位。

3. 淋巴结肿大全身表浅淋巴结常肿大

近焦痂的局部淋巴结肿大尤为显著。一般大小如蚕豆至鸽蛋大，可移动，有疼痛及压痛，无化脓倾向，消散较慢，在恢复期仍可扪及。

4. 皮疹

约35%~100%的患者在4~6病日出现暗红色斑丘疹。无痒感，大小不一，直径为0.2~0.5厘米，先见于躯干，后蔓延至四肢。轻症者无皮疹，重症者皮疹密集，融合或出血。皮疹持续3~10天消退，无脱屑，可留有色素沉着。有时在第7~8病日发现软硬腭及颊黏膜上有黏膜疹。

5. 其他

50%患者有脾大；10%~20%患者肝大。部分病人可见眼底静脉曲张，视乳头水肿或眼底出血。心肌炎较常见。亦可发生间质肺炎、睾丸炎、阴囊肿大、肾炎、消化道出血、全身感觉过敏、微循环障碍等。

【治疗要点】

（1）一般治疗患者应卧床休息，多饮水，进流食或软食，注意口腔卫生，保持皮肤清洁。高热者可用解热镇痛剂，重症患者可予皮质激素以减轻毒血症状，有心衰者应绝对卧床休息，用强心药、利尿剂控制心衰。

（2）病原治疗强力霉素、四环素、氯霉素对本病有特效。强力霉素每天 0.1～0.2 克，单剂一次服或分 2 次服；四环素、氯霉素均每天 2 克，分 4 次服。退热后剂量减半，续服 7～10 天。若加 TMP 0.1 克，一日 2 次，疗效更佳。由于恙虫病立克次体的完全免疫在感染后两周发生，过早的抗生素治疗使机体无足够时间产生有效免疫应答，故不宜早期短疗程治疗，以免导致复发。有认为磺胺类药有促进立克次体繁殖作用，应予慎重。

部分病例可有复发，复发时再次治疗仍然有效。

【疫源阻断】

（1）疫源消毒　病原体耐寒不耐热，低温可长期保存，−20℃能存活 5 周，加热至 56℃，10 分钟即被杀灭；对一般消毒剂极为敏感。

（2）消灭传染源　主要是灭鼠，鼠类是恙虫病立克次体的主要贮存宿主，为本病的传染源，故灭鼠是根本性预防措施。应发动群众，采用各种灭鼠器与药物相结合的综合措施灭鼠。

（3）切断传播途径　铲除杂草、改造环境、消灭恙螨孳生地是最根本措施，及时喷洒杀虫剂灭螨或清除杂草，以使居住周围环境和人群经常活动的场地无恙螨栖息。流行区野外作业时，应铲除或焚烧住地周围 50 米以内的杂草，然后喷洒 1%～2% 敌敌畏，亦可用 40% 乐果乳剂或 5% 马拉硫磷乳剂配成 1‰溶液以 20～25 毫升/米² 计算渍洒地面。恙螨多生活在温暖、潮湿、灌木丛边缘、草莽平坦地带及江湖两岸。

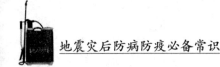

(4) 个人防护雨量大、降雨量集中的季节，尤其是暴雨期，能引起地面恙螨扩散。野外郊游及工作不要在草丛中坐卧、休息、久留，不要在草丛上放置脱下的衣帽等。避免在溪边草地上坐卧，在杂草灌丛上晾晒衣服。在流行区野外军事训练，生产劳动、工作活动时，应扎紧袖口、领口及裤脚口，身体外露部位涂擦5%的邻苯二甲酸二甲脂（即避蚊剂），邻苯二甲酸二苯酯、苯甲酸苄酯或硫化钾溶液；以防恙螨幼虫叮咬。回营区后及时沐浴、更衣、如发现恙螨幼虫叮咬，可立即用针挑去，涂以酒精或其他消毒剂。目前尚无可供使用的有效疫苗，进入重疫区的人员，可服强力霉素0.1克~0.2克或氯霉素1克，隔日1次，连用4周。

在多雨、恙虫病发病率高的季节里，只要我们做好自我保护，我们都能远离恙虫病。

（五）莱姆病

莱姆病是一种由伯氏疏螺旋体所引起，以硬蜱为主要传播媒介的自然疫源性疾病。患病和带菌动物是传染源，莱姆病病原体的宿主动物较多，包括鼠、兔、蜥蜴、麝、狼、鸟类等野生脊椎动物以及狗、马、牛等家畜，啮齿类小鼠是主要传染源。其传播途径有多种：

1. 媒介生物传播

蜱为传播媒介，伯氏疏螺旋体主要是通过蜱的叮咬而传染动物和人的，持续叮咬24小时以上才能构成有效传播。

2. 非媒介生物传播

（1）接触传播：动物间可通过尿相互感染，甚至可以传给密切接触的人，但是人与人之间是否可以通过接触体液、尿等而传染尚未见报道。

（2）经血传播：从有螺旋体血症的鼠的抗凝血中收集的莱姆病螺旋体

至少可保持24小时活性；保存在4摄氏度的人全血中的莱姆病螺旋体可存活25天或更长，所以，输血或皮下注射都可能引起感染。

（3）垂直传播：国内外学者研究证实莱姆病螺旋体在人和牛、马、鼠等动物中可通过胎盘垂直传播。人类对莱姆病螺旋体普遍易感，年龄分布2～88岁，以青壮年多发，男女性别差异不大，高发人群主要见于与森林有关的人员，林业工人、山林地区居民及到山林地区采集山物、旅游的人们。感染后一部分人群出现显性感染，另一部分人群为隐性感染。

莱姆病的流行主要以散发为主，全球分布，我国主要在三北地区、长江中下游地区和山林区，全年均可发病，6月及10月为高峰季节。我国于1985年首次在黑龙江省林区发现本病病例，其中一期莱姆病仅用抗生素即可奏效，至二期、三期用抗生素无济于事，特别是神经系统损害更乏特效疗法。多数预后好，少数严重病例预后差。

【临床表现】

潜伏期3～32天，平均9天。典型临床表现可分为3期。

1. 早期局部皮肤损害期

慢性游走性红斑是莱姆病的主要临床特征。为圆形充血皮损，外缘鲜红，中心渐苍白，甚至起水疱或坏死；局部有灼热、瘙痒、或痛感。身体任何部位均可发生，但以腋下、大腿、腹部和腹股沟常见，儿童多见于耳后、发际。本期内多数病人伴有发热、头痛、疲劳，淋巴结肿大、关节痛、肌痛等。

2. 感染播散期

起病2～4周后发生神经和心血管系统损害。

（1）脑膜炎刺激症状：头痛、呕吐、颈强直等，部分患者可有脑炎改

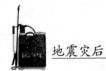
变，表现为兴奋、谵妄等；也可以发生神经炎，其中面神经损害最常见，表现为面肌不全麻痹，损伤部位麻木或疼痛，但无明显感觉障碍。此外，还可累及动眼神经、视神经、听神经及周围神经。

（2）循环系统症状：病后 5 周或更晚，主要表现为心音低钝、心动过速和房室传导阻滞。

3. 持续感染期

起病后 2 个月或更晚。此期特点是关节损害，通常受累的为大关节，如膝、踝、肘关节，表现为反复发作的关节肿胀、疼痛和活动受限，可伴随发热等中毒症状。

【治疗要点】

早发现，早治疗，并且要足量用药，病人预后才较好。

（1）抗生素：对莱姆病的各种病变均有效。

①四环素，250 毫克/次，每日 4 次，疗程 10～20 天。为早期病例的首选药物。孕妇、哺乳期妇女和儿童禁用。

②阿莫西林，500 毫克/次，每日 3 次，疗程 14～21 天。

③青霉素，静脉滴注，2000 万单位/次，每日 1～2 次，疗程 14～21 天。

④其他中多西环素、第 3 代头孢霉素等可选用。

对一期病人，首选四环素，亦可用青霉素或红霉素治疗。

对二、三期病人，可采用大剂量青霉素治疗。成人静脉滴注青霉素 G2000 万单位，每日一次，连用 10 天，或苄星青霉素 G240 万单位，每周 1 次肌注，用药 3 周。亦可用头孢三嗪 1～2 克/天，疗程 2 周。对有心脏损害者，可加用糖皮质激素治疗。

（2）非甾体抗炎药：用于莱姆病关节炎的治疗，如清炎痛、芬必得等。

（3）糖皮质激素：适用于莱姆病脑膜炎或心脏炎患者。泼尼松，40～60毫克/天，症状改善后逐渐减量至停药。

（4）严重房室传导阻滞患者应积极对症处理。严重事故的关节炎可行滑膜切除。

（5）卧床休息，必要的液体等对症处理。

【疫源阻断】

莱姆病的预防应采用综合措施，即环境防护、个体防护和预防注射相结合的措施。

1. 控制传染源

家住林区的居民应注意经常性的防鼠、灭鼠，避免鼠类将皮带入家中或接触其尿而感染。家养宠物者应多注意动物的卫生，经常进行消毒杀虫，并且对狗等动物可进行疫苗接种。

2. 切断传播途径

蜱多停留在高约30～75厘米的草端，有人、兽通过时，便攀附于其身上。因此，应加强卫生宣教，搞好环境卫生，清理驻地及生产地区环境及通路的杂草和枯枝落叶，造成不利于蜱类滋生的环境，或使用有效的驱蜱剂。在林区工作、生活的人和去林区出差、旅游的人应加强个体防护，防止蜱类侵袭。可穿防护服，扎紧裤脚、袖口、颈部等。裸露部位可搽防蚊油。也可全身喷洒驱蜱剂。

3. 其他

普及媒介蜱类的防治知识，积极加强个人防蜱措施，做好集体防护。

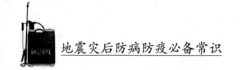

五、防治经皮肤破损引起的传染病

由于地震房屋倒塌，地面裂缝，山体坍塌，江河污染等原因，造成人员外伤，易引起破伤风、气性坏疽、钩端螺旋体病和经土壤传播的疾病发生，皮肤性的传染病防控一定程度上是震后最直接的、最容易引发的传染病。灾区群众应做好个人防护，避免被蚊虫叮咬，夜间露宿或夜间野外时，暴露的皮肤最好涂抹防蚊油，或者使用驱蚊药。应注意，破损的伤口不要与土壤直接接触。首先要注意的是，要防止灾民和救援人员皮肤感染，尤其是要预防破伤风的准备，对于已经感染的伤口，要及时消毒处理，进行清创和缝合，如果条件允许，对各种原因引起皮肤破损的人员应及时注射破伤风抗毒素，严重的应送就近医院救治。其次是防止人员交叉真菌感染，在南方潮湿、闷热的气候中，人员过于集中，劳动强度大，极易引起真菌感染，股癣（俗称烂裆）、脚气等疾病流行可能性大，造成人员体力下降，减少战斗力。针对此，要尽量组织人员及时换洗衣服，多在通风处休息，注意保持衣物的干燥。

（一）破伤风

破伤风是破伤风杆菌侵入人体伤口、生长繁殖、产生毒索引起的一种急性、中毒性传染病。病人和亚临床感染者、带菌家畜为传染源，通过污染的家畜粪便、土壤、污泥，尘埃等经伤口传染。破伤风杆菌广泛存在于泥土和哺乳动物的粪便中，自然环境条件下以芽孢形式可较长期生存。破伤风杆菌及其毒素不能侵入正常的皮肤和黏膜，故破伤风都发生在伤后，一切开放性损伤，均有发生破伤风的可能。芽孢随泥土、灰尘污染伤口、产道或新生儿脐带，甚至细小皮肤破口、烧伤、动物抓伤及咬伤伤口而导致破伤风。人群普遍易感，发生创伤机会较多者易患本病，病后无持久免疫力，全年均可发病。

经常会遇到这样的事，病人急匆匆跑到医院说："医生，我受伤了，快给我打支预防破伤风的针。"其实这是人们防病观念中的一个误区。其实预防破伤风不仅限于打针，处理伤口也是必不可少的一环。破伤风杆菌是一种芽孢厌氧菌，平时存在于人畜的肠道中，可随粪便排到自然界，生命力很顽强。破伤风杆菌本身并不致病，只有当细菌大量繁殖，其产生的毒素进入血液后才会引起破伤风。虽然人受伤后，伤口被破伤风杆菌污染的可能性较高，但真正得病的人却很少。破伤风杆菌只有在缺氧的环境中才能繁殖。这种缺氧环境一般只有在伤口外口较小、伤口内有坏死组织或血块充塞、局部缺血等情况时才会发生。因此，受伤后破坏受伤部位的缺氧环境，也就是正确处理伤口是预防破伤风的关键。而皮下注射破伤风抗毒素的目的是为了中和少量已进入人体的破伤风杆菌所产生的致病毒素，它是预防破伤风感染的补救措施，所以说，预防破伤风切不可忽视伤口的处理。如果确诊是感染了破伤风，虽然最好能尽快注射破伤风抗毒素，但最好不要乱用。战士在战场上负伤时，应立刻给予抗毒素，但日常外伤，如果伤口没有进土，就不必注射。

【临床表现】

1. 潜伏期

长短不一，往往与是否接受过预防注射，创伤的性质和部位及伤口的处理等因素有关。平均为6～10日，亦有短于24小时或长达20～30日，甚至数月，也有数年之久，新生儿破伤风一般在断脐后7日左右发病。一

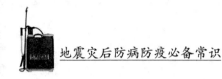

般地说，潜伏期或前驱症状持续时间越短，症状越严重，死亡率越高。

2. 前驱期

乏力、头晕、头痛、咀嚼无力、反射亢进，烦躁不安，局部疼痛，肌肉牵拉，抽搐及强直，下颌紧张，张口不便。

3. 发作期

肌肉持续性收缩。最初是咀嚼肌，以后顺序是脸面、颈项、背、腹、四肢、最后是膈肌、肋间肌。声、光、震动、饮水、注射均可诱发阵发性痉挛。

患者神志始终清楚，感觉也无异常。一般无高热。

破伤风容易与下列疾病混淆：

1. 化脓性脑膜炎

虽有"角弓反张"状和颈项强直等症状，但无阵发性痉挛，病人有剧烈头痛、高热喷射性呕吐等，神志有时不清。

2. 狂犬病

有被疯狗猫咬伤史，以吞咽肌抽搐为主，咽肌应激性增强，病人听见水声或看见水咽骨立即发生痉挛，剧痛喝水不能下咽，并流大量口涎。

3. 其他

如颞颌关节炎、子痫、癔病等。

【治疗要点】

1. 一般治疗

单间严密隔离，保持安静，避免各种刺激，严防交叉感染。保持呼吸道通畅，防止坠积性肺炎和压疮。

2. 伤口处理

彻底清创，用双氧水或 1∶1000 的高锰酸钾液体冲洗，或湿敷伤口，开放伤口，绝对禁止缝合。

3. 抗毒素治疗

抗毒素 1 万～10 万单位，一次性静脉滴注，幼儿 1500～10000 单位，一次性静脉滴注。

4. 抗生素治疗

可选用青霉素 160 万～320 万单位，每日 2 或 3 次静脉滴注，疗程 7～10 天。

5. 控制痉挛

地西泮：成人 2～8 毫克/千克体重，分次静脉滴注，儿童 0.5～1 毫克/千克体重，分次静脉滴注；其他如苯巴比妥钠、氯丙嗪、水合氯醛亦可选用。

6. 对症治疗

重症伴高热、心肌炎者应用激素，牙关紧闭者防止窒息，当患者气道分泌物多或有喉痉挛时，宜早做气管切开术。

【疫源阻断】

1. 疫源消毒

破伤风抵抗力强，普通消毒药物对其无效，需要用高压消毒或含碘的消毒药物才能将其杀死。

2. 正确处理伤口

破伤风杆菌多生长在泥土及铁锈中，所以在伤口较深沾染泥土或被铁锈类铁器扎伤时均应注射破伤风抗毒素。如果只是蹭破表皮而已，伤口不深，只要做好适当的清创，不必注射破伤风抗毒素。或用些消毒药水如红药水外擦一下就可以了。如果创面已干燥，没有渗出液，可不必再擦拭。

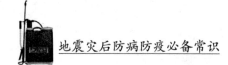

对于一般小的伤口，可先用自来水或井水把伤口外面的泥、灰冲洗干净。有条件的，可在伤口涂上碘酒等消毒药水，然后在伤口上盖一块干净的布，轻轻包扎后再到医院进一步治疗。对于一些大的伤口，可先用干净的布压住伤口，然后迅速去医院治疗。

3. 预防接种

（1）自动免疫是预防本病的关键，自婴儿期起即给予全程自动免疫，我国常采用百日咳菌苗、白喉及破伤风类毒素三联制剂，第1年2剂，每次0.5毫升，间隔4～8周，次年加用1次。学龄儿童和成人采用精制破伤风类毒素，亦为第1年2剂，每次0.5毫升，间隔4～8周，次年加用1次。

（2）被动免疫。未经自动免疫者，受伤后应急情况下用破伤风抗毒素也能防止发病。皮内试验阴性后一次肌内注射1500～3000单位，伤口深大或污染明显则剂量可增大至5000单位。

（二）气性坏疽

汶川特大地震后，灾区医务防疫人员，正在做着极大的努力，确保"大灾之后无大疫"。然而，5月19日，突然传出消息：四川灾区发现气性坏疽病58例。

气性坏疽是由梭状芽胞杆菌所引起的一种严重急性特异性感染。梭状芽胞杆菌广泛存在于泥土和人畜粪便中，对皮肤完好的人体没有侵袭和致病作用，即使污染伤口，也不一定致病。只有在适当条件下，细菌才会生长繁殖并分泌多种外毒素和酶，而引发局部组织广泛坏死和严重毒血症，脓液中可出现气泡，由此被命名为气性坏疽。根据病变范围的不同，芽胞杆菌感染分为芽胞菌性肌坏死和和芽胞菌性蜂窝织炎两类，通常所说的气性坏疽即芽孢菌性肌坏死，主要发生在肌组织广泛损伤的病人，少数发生在腹部或会阴部手术后的伤口处，早期诊断和及时治疗是保存伤肢和挽救生命的关键，所以，要尽早作出诊断。如损伤（尤其是被泥土等污染）或手术后，特别是肌肉丰富部位的开放性创伤，伤口出现不寻常的胀裂样剧痛，而又缺少红、热表现，局部肿胀迅速加剧，伤口周围皮肤有"捻发音"，分泌物恶臭，或有气泡，并有严重的全身中毒症状，如脉搏加速、烦躁不安进行性贫血，即应考虑有气性坏疽的可能。分泌物厌氧菌培养可肯定诊断，但须2~3日后才会报告。

气性坏疽的发生，并不单纯地决定于气性坏疽杆菌的存在，而更决定于人体抵抗力和伤口的情况，即需要一个利于气性坏疽杆菌生长繁殖的缺氧环境。因此，失水、大量失血或休克，而又有伤口大片组织坏死、深层肌肉损毁，尤其是大腿和臀部损伤，弹片存留、开放性骨折或伴有主要血管损伤，使用止血带时间过长等情况，容易发生气性坏疽。地震造成人体严重创伤，导致组织缺血、缺氧、坏死，有利于厌氧菌生长繁殖。强烈地震后交通设施严重破坏，救援物资及常用药品短缺，以及医疗救援困难，伤员得不到及时有效的治疗，如伤员有深部组织需氧菌感染可导致局部组织缺氧，易继发厌氧菌感染。地震伤员伤口常有大片组织坏死、深层肌肉损毁、异物存留、开放性骨折或伴有主要血管损伤、使用止血带时间过长等情况，并常合并失水、大量失血或休克等复杂情况，容易发生气性坏疽。

【临床表现】

潜伏期可短至6~8小时，但一般为1~4天，病情进展迅速。

1. 局部表现

病人自觉患部沉重，有包扎过紧感。以后，突然出现患部"胀裂样"

剧痛，不能用一般止痛剂缓解。患部肿胀明显，压痛剧烈。伤口周围皮肤水肿、紧张、苍白、发亮，很快变为紫红色，进而变为紫黑色，并出现大小不等的水泡，内有暗红色液体。伤口内肌肉由于坏死，呈暗红色或土灰色，失去弹性，刀割时不收缩，也不出血，犹如煮熟的肉。伤口周围常扪到捻发音，表示组织间有气体存在。轻轻挤压患部，常有气泡从伤口逸出，并有稀薄、恶臭的浆液样血性分泌物流出。肿胀迅速向周围及全身蔓延，如果处理不当，病人病情很快恶化，可发生多脏器功能衰竭。在数小时之内死亡。

2. 全身症状

早期病人表情淡漠，有头晕、头痛、恶心、呕吐、出冷汗、烦躁不安、高热、脉搏快速（100~120 次/分钟），呼吸急促，并有进行性贫血。晚期有严重中毒症状，血压下降，最后出现黄疸、谵妄和昏迷。严重病例还可出现溶血、脓性血栓性静脉炎、迁徙性脓肿和弥漫性血管内凝血（DIC）等。

【治疗要点】

气性坏疽发展迅速，如不及时处理，病人常丧失肢体，甚至死亡。故一旦确诊，应立即积极治疗。

1. 紧急手术处理

在抢救严重休克或其他严重并发症的同时，须紧急进行局部手术处理，手术前静脉滴注青霉素200万单位和四环素0.5克。一般应采用全身麻醉，不用止血带。术中应注意给氧，继续输血，输液和应用抗生素。在病变区作广泛、多处切开（包括伤口及其周围水肿或皮下气肿区），切除已无生活力的肌组织，直到具有正常颜色、弹性和能流出新鲜血的肌肉为止。敞开伤口用大量3%过氧化氢溶液或1：4000高锰酸钾溶液反复冲洗。术后保持伤口开放，用过氧化氢液湿敷，每日更换敷料数次。

有下列情况者应考虑截肢：（1）伤肢各层组织均已受累且发展迅速；（2）肢体损伤严重，合并粉碎性开放骨折或伴大血管损伤；（3）经清创处理感染仍不能控制，有严重毒血症者。截肢部位应在肌肉未受累的健康组织处。截肢残端不缝合，用过氧化氢液湿敷，待伤口愈合后再修整。

2. 高压氧疗法

在3个大气压纯氧下，以物理状态溶解在血内的氧比正常增加20倍左右，可提高组织的氧含量，抑制气性坏疽杆菌的生长繁殖，并使其停止产生α毒素，一般在3天内进行7次治疗，1次/2小时，间隔6～8小时。其中第1天作3次，第2、第3天各2次，在第1次治疗后，检查伤口，并将已坏死的组织切除，但不作广泛的清创或切除至健康组织。以后，根据病情需要，可重复进行清创。通过这种治疗方法，不少患肢的功能可得以保留。还观察到，凡能完成最初48小时内5次高压氧治疗的病人，几乎都能存活，但需要有高压氧舱的设备，野战条件下难于应用。

3. 抗生素

大剂量使用青霉素（1000万单位/天）和四环素（2克/天），兼可控制化脓性感染，减少伤处因其他细菌繁殖消耗氧气所造成的缺氧环境。待毒血症状和局部情况好转后，即可减少剂量或停用。对青霉素过敏者，可改用红霉素，1.5～1.8克/天，静脉滴注。

4. 全身支持疗法

少量多次输血，纠正水与电解质代谢失调，给予高蛋白、高热量饮食，止痛、镇静、退热等。

气性坏疽抗毒血清对气性坏疽的防治效果不佳，仅能起到暂时缓解毒

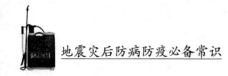

血症的作用，而且还有使病人发生过敏反应的危险，现已很少应用。

【疫源阻断】

1. 疫源消毒

应将病人隔离，病人用过的一切衣物、敷料、器材均应单独收集，进行消毒。煮沸消毒应在 1 小时以上，最好用高压蒸气灭菌，换下的敷料应行销毁，以防交叉感染。

2. 彻底清创

这是预防创伤后发生气性坏疽的最可靠方法。

在伤后 6 小时内清创，几乎可完全防止气性坏疽的发生。即使受伤已超过 6 小时，在大量抗生素的使用下，清创术仍能起到良好的预防作用。故对一切开放性创伤，特别是有泥土污染和损伤严重、无生活力的肌肉者，都应及时进行彻底的清创术，切口必须充分，用大量 3% 双氧水冲洗，伤口彻底开放。战伤伤口，在清创后，一般应敞开引流，不做缝合。

对疑有气性坏疽的伤口，可用 3% 过氧化氢或 1：1000 高锰酸钾等溶液冲洗、湿敷；对已缝合的伤口，应将缝线拆去，敞开伤口。

青霉素和四环素族抗菌素在预防气性坏疽方面有较好的作用，可根据创伤情况在清创前后应用，但不能代替清创术。

小贴示：1. 气性坏疽是传染病吗？

说气性坏疽是感染性疾病，而不是传染病，是因为感染病和传染病概念上是有区别的。二者都是由生物病原体引起，都有传染性，这是它们的共有特征，但在流行特征上是有区别的。传染病只是感染性疾病

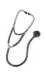

中的一部分，是能够造成广泛流行的那一部分，可在人群中广泛流行。而气性坏疽不能在人群中广泛流行，它只能在特定的条件下（开放的伤口被病原体污染）才有传染性，在皮肤健康的一般人群中，气性坏疽不会传播流行，所以不能叫做传染病，更不是我国规定的法定传染病，绝不会造成大流行。产气荚膜杆菌虽不能在人群中传播流行，但它对破损伤口却有很强的传染性，就是说它在外伤病人之间或手术病人之间容易造成"交叉感染"。比如说在有伤口的病房里，在同一个产房或手术室内，一个气性坏疽的病人很容易传染给其他有伤口的病人。所以，医院都特别重视这类细菌导致的院内感染。气性坏疽是能预防的，只要做好伤口处理等工作，病情可以得到满意的控制。

小贴示：2. 怎样预防"烂脚丫"

地震若引发洪灾，下肢长时间浸泡在污泥浊水中，皮肤经常受到擦伤，破损的伤口长时间浸没在洪水中，趾缝间浸渍发白、肿胀、破损、糜烂，甚至皮肤剥离，伴有瘙痒，俗称为"烂脚丫"、"洪水脚"或"水泡脚"。感染严重时，还会有畏寒、发热、乏力、头痛、食欲下降等全身症状，少数抵抗力差的人会发展成败血症。

防治：

（1）下水劳动时，在可能的情况下，每隔1~2小时休息一次。擦干脚，在阳光下曝晒片刻。每次劳动离水后，一定要洗净脚，穿

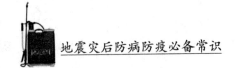

干鞋。

（2）脱离洪水浸泡。当发现脚部皮肤破溃并有加重趋势时，如情况许可应暂时不要下水。如劳动的地方水不过膝，要设法穿长筒靴。

（3）有足部皮肤病的应少下水，还要防止吸血昆虫叮咬。

（4）外用药物。浅表性皮肤创伤可用炉甘石粉或5%的明矾炉甘石粉涂擦，也可用10%～15%的明矾溶液或3%～5%的食盐溶液、紫药水泡脚。感染严重时，应用抗菌药物。

小贴示：3. 怎样预防"烂裆"

地震若引发洪灾，下身长时间浸泡在污泥水时，下腹、大腿内侧、外生殖器、会阴及臀部等处皮肤会发胀松软，发白起皱，出现水肿性红斑、丘疹、水疱，重者皮肤剥离、糜烂，甚至溃疡，伴有程度不等的痒、痛感，外阴也可有水肿，俗称为"烂裆"，与"烂脚丫"一起在医学上统称为浸渍性皮炎。若继发感染则可红肿、化脓，严重时伴有发热、畏寒、乏力。食欲不佳等，并发淋巴管炎或淋巴结炎等。

预防：

尽可能脱离洪水浸泡。注意个人卫生，加强个人防护。上岸后应立即擦干下身，洗净扑粉，换上干净内裤。若发现下身皮肤有破溃，应暂时不要下水，条件允许应穿防水裤。

六、防治呼吸道传染病

呼吸道传染病的传染源，主要为病人或隐性感染者。

其传播途径为飞沫传播，也可通过直接密切接触或间接接触传播。

人群对多数呼吸道传染病普遍易感。有的病后有一定免疫力或持久免疫力，或者通过接种疫苗获得一定的免疫力。

预防呼吸道传染病，

应采用综合性预防措施，主要包括以下方面。

搞好家庭环境卫生，经常开窗通风，保持室内和周围环境清洁。

养成良好的卫生习惯，不要随地吐痰，勤洗手。打喷嚏或咳嗽时应掩口鼻。用过的纸巾应妥善弃置。

保持双手清洁，双手被呼吸系统分泌物弄污后（如打喷嚏后）应洗手应避免触摸眼睛、鼻及口，如需触摸，应先洗手。

切勿与人共用毛巾；进食时，应用公匙和公筷。

保持良好的生活习惯，多喝水、不吸烟、不酗酒。

经常锻炼身体，保持均衡饮食，注意劳逸结合，提高自身抗病能力。

要根据天气变化适时增减衣服，避免着凉。儿童、老年人、体弱者和慢性病患者应尽量避免到人多拥挤的公共场所。

如有呼吸道感染病征，如发热、咳嗽等症状，应尽早找医生诊治，并遵医嘱。

有呼吸道病症的病人宜戴上口罩，主动与健康人隔离，尽量不要去公共场所，减低传染病扩散的机会；照顾呼吸道感染患者的人也宜戴上口罩，以减少被传染的机会。

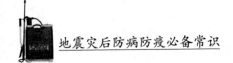

不要自行购买和服用某些药品，不要滥用抗生素。

儿童应按时完成预防接种，一般人群可在医生的指导下有针对性的进行预防接种。

（一）麻　疹

麻疹俗称"痧子"，是麻疹病毒引起的以发热、上呼吸道炎症、麻疹黏膜斑（Koplik 斑）及全身斑丘疹为特征的呼吸道传染病。本病传染性极强，易感者接触后90%以上均发病，主要通空气传播，急性患者是唯一的传染源，从接触麻疹后7天至出疹后5天均有传染性，病毒存在于眼结膜、鼻、口、咽和气管等分泌物中，通过喷嚏、咳嗽和说话等由飞沫传播。四季均可发病，以冬春季最多，6个月至5岁小儿发病率最高，是以往儿童最常见的急性呼吸道传染病之一，婴儿可从胎盘得到母亲抗体，生后4~6月内有被动免疫力，以后逐渐消失；虽然绝大部分婴儿在9个月时血内的母亲抗体已测不出，但有些小儿仍可持续存在，甚至长达15个月，会影响疫苗接种。易感母亲的婴儿对麻疹无免疫力，可在分娩前、后得病。在人口密集而未普种疫苗的地区易发生流行，约2~3年发生一次大流行。患过麻疹后可获得持久性的免疫力，再次发病者极少。我国自1965年，开始普种麻疹减毒活疫苗后已控制了大流行。目前发病者在未接受疫苗的学龄前儿童、免疫失败的十几岁儿童和青年人中多见，甚至可形成社区内的流行。

【临床表现】

典型麻疹可分以下 4 期：

1. 潜伏期

一般为 10~14 天，亦有短至 1 周左右，潜伏期内可有轻度体温上升。

2. 前驱期

也称发疹前期，一般为 3～4 天。这一期的主要表现类似上呼吸道感染症状：（1）发热，见于所有病例，多为中度以上发热；（2）咳嗽、流涕、流泪、咽部充血等卡他症状，以眼部症状突出，结膜发炎、眼睑水肿、眼泪增多、畏光、下眼睑边缘有一条明显充血横线（Stimson 线），对诊断麻疹极有帮助。（3）Koplik 斑，在发疹前 24～48 小时出现，为直径约 1.0 毫米灰白色小点，外有红色晕圈，开始仅见于对着下臼齿的颊黏膜上，但在一天内很快增多，可累及整个颊黏膜并蔓延至唇部黏膜，黏膜疹在皮疹出现后即逐渐消失 可留有暗红色小点；④偶见皮肤荨麻疹，隐约斑疹或猩红热样皮疹，在出现典型皮疹时消失；⑤部分病例可有一些非特异症状，如全身不适、食欲减退、精神不振等，婴儿可有消化系统症状，幼儿常有呕吐、腹泻，在软腭、硬腭弓出现红色细小内疹。

3. 出疹期

多在发热后 3～4 天出现皮疹。体温可突然升高至 40℃～40.5℃，皮疹开始为稀疏不规则的红色斑丘疹，疹间皮肤正常，始见于耳后、颈部、沿着发际边缘，24 小时内向下发展，遍及面部、躯干及上肢，第三天皮疹累及下肢及足部，病情严重者皮疹常融合，皮肤水肿，面部浮肿变形。大部分皮疹压之褪色，但亦有出现瘀点者。全身有淋巴结肿大和脾肿大，并持续几周，肠系膜淋巴结肿可引起腹痛、腹泻和呕吐。阑尾黏膜的麻疹病理改变可引起阑尾炎症状。疾病极期特别是高热时常有谵妄、激惹及嗜睡状态，多为一过性，热退后消失，与以后中枢神经系统合并症无关。

4. 恢复期

出疹 3～4 天后皮疹开始消退，消退顺序与出疹时相同；在无合并症发生的情况下，食欲、精神等其他症状也随之好转。疹退后，皮肤留有糠麸

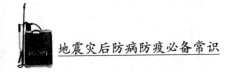

状脱屑及棕色色素沉着，7～10 天痊愈。

此外还有轻症麻疹、重症麻疹、无疹型麻疹、异型麻疹、成人麻疹等其他类型的麻疹。

【治疗要点】

1. 一般及对症治疗

卧床休息，加强护理，保护室内清洁，通风，多饮水，无须忌油腻、忌蛋白，以免引起维生素缺乏及营养不良。患者在家中呼吸道隔离至出疹后 6 天。单间隔离与专人护理则更为恰当。居室应保持空气流通，晒到阳，温度、湿度适当，不宜直接吹风或过分闷热。应卧床休息至体温正常和皮疹消退。给予皮肤清洁，可用 3% 硼酸溶液或生理盐水清洗，注意清除鼻腔分泌物及其干痂，保持鼻腔通畅。每日多次以生理盐水、呋喃西林液漱口及 3% 碳酸氢钠水（即小苏打）清洗口腔，防止口腔炎症、溃疡和鹅口疮的发生。

体温较高者，一般可不予降温，以免影响出疹。对高热惊厥伴烦躁不安者，可给小剂量退热剂，或头部冷专用敷，烦躁酌情用安定剂如鲁米那、非那根、安定、水合氯醛等。咳嗽重者可适量镇咳剂，并行超声雾化吸入，每日 2～4 次。可大剂量补充维生素 A、B、C、D，酌情补充钙剂。特别体弱多病者，为减轻中毒症状，可在早期给丙种球蛋白 15 毫升肌注，每日 1 次共 2～3 次。为防止继发感染，可酌情适当应用抗生素。

2. 并发症治疗

继发细菌性肺炎时常用青霉素肌注或参考痰菌药敏选择抗生素。高热及中毒症状严重者可用少量氢化可的松。心肌炎严重者也可用氯化考的松、心衰者用洋地黄类。麻疹喉炎除根据药敏选择抗生素外，可用安息香酸酊蒸气吸入，10 分钟/次，1 日 3 次。严重气道梗阻时及时气管切开，以免窒息。

3. 中药治疗

麻疹属湿热病，前驱期以辛凉透表为主，用升麻葛根汤；出疹期以清热解毒透疹为主，用三黄石膏汤或犀角地黄汤，验方浮萍、生麻黄、鲜芝汤、西河柳各 15 克，布包煎水，稍凉后用毛巾蘸湿皮疹部位有助皮疹透发；恢复期以养阴、清余热、调理脾胃为主，用沙参麦冬汤。

【疫源阻断】

1. 疫源消毒

麻疹病毒不耐热，对日光和消毒剂均敏感，但在低温中能长期保存。密闭房间主要采取空气消毒、通风等措施。

2. 管理传染源

早期发现患者，早期隔离。一般病人隔离至出疹后 5 天，合并肺炎者延长至 10 天。接触麻疹的易感者应检疫观察 3 周。

3. 切断传播途径

病室注意通风换气，病人衣物应在阳光下曝晒；病人曾住过的房间宜通风并用紫外线照射；医护人员离开病室后应洗手更换外衣或在空气流通处停留 20 分钟方可接触易感者。流行季节中做好宣传工作，易感儿尽量少去公共场所，托儿所、幼儿园等儿童机构应暂停接送和接收易感儿入所，并应注意室内紫外线消毒。

4. 保护易感人群

（1）自动免疫：麻疹活疫苗的应用是预防麻疹最有效的根本办法。可在流行前 1 个月，对未患过麻疹的 8 个月以上幼儿或易感者皮下注射 0.2

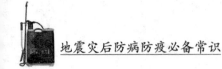

毫升，12天后产生抗体，1个月达高峰，2~6个月逐渐下降，但可维持一定水平，免疫力可持续4~6年，反应强烈的可持续10年以上；以后尚需复种。由于注射疫苗后的潜伏期比自然感染潜伏期短（3~11天，多数5~8天），故易感者在接触病人后2天接种活疫苗，仍可预防麻疹发生，若于接触2天后接种，则预防效果下降。但可减轻症状和减少并发症。对8周内接受过输血、血制品或其他被动免疫制剂者，因其影响疫苗的功效，应推迟接种。有发热、传染病者应暂缓接种。对孕妇、过敏体质、免疫功能低下者、活动性肺结核均应禁忌接种。现在国家进行麻疹疫苗接种为8月龄初始一针，6岁加强一针。个别省份定为18个月到24月时复种一针。另接种剂量为0.5毫升。

（2）被动免疫：有密切接触史的体弱、患病、年幼的易感儿应采用被动免疫。肌注丙种球蛋白0.1~0.2毫升/千克，胎盘球蛋白0.5~1.0毫升/千克，接触后5天内注射者可防止发病，6~9天内注射者可减轻症状，免疫有效期3周。

另外，家长应注意孩子的个人卫生，营养供给要均衡，生活要规律，增强孩子抵抗力，免受病毒侵扰。

（二）流行性脑脊髓膜炎

流行性脑脊髓膜炎简称流脑，是由脑膜炎双球菌引起的急性呼吸道传染病。流脑的传染源为患病者和带菌者，病人从潜伏期末开始至发病10天内具有传染性，病原菌存在于患者或带菌者的鼻咽分泌物中，当人咳嗽、打喷嚏或说话时，病菌可以随飞沫散布到空气中，继而被他人吸入呼吸道。因其在体外生活力极弱，故通过日常用品间接传播的机会极少，但密切接触、如同睡、怀抱、喂乳、接吻等对2岁以下婴儿传播本病有重要意

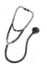

义。在流行期间，一家有二人以上发病者占 2% ~ 4%，但人群中鼻咽部带菌率常显著增高，有时高达 50% 以上，人群带菌率超过 20% 时提示有发生流行的可能，所以带菌者作为传染源的意义更大。任何年龄均可发病，从 2 ~ 3 个月开始，6 个月至 2 岁发病率最高，以后随年龄增长逐渐下降，新生儿有来自母体杀菌抗体故发病少见。通过隐性感染获得的特异性抗体效价较低，只能保护机体免于发病，不能防止再感染。

本病具有较强的传染性，发病从前 1 年 11 月份开始，次年 3、4 月份达高峰，5 月份开始下降，其他季节有少数散发病例发生，据统计，每年的 2 ~ 4 月，"流脑"的发病率占全年的 60% 左右。由于人群免疫力下降，易感者的积累，以往通常每 3 ~ 5 年出现一次小流行，8 ~ 10 年出现一次大流行。流行因素与室内活动多，空气不流通，阳光缺少，居住拥挤，患上呼吸道病毒感染等有关。如果吸入病菌的人身体健康，机体免疫力良好，那么，病菌就只在鼻咽部繁殖，引起呼吸道感染，否则，病菌就可能进入血液循环，在血液中繁殖形成败血症，进一步随血流侵犯脑组织和脊髓外的被膜，引发脑脊髓膜炎。显性感染与隐性感染的比例约为 1：1000 ~ 5000。其特点是起病急、病情重、变化多、传播快、流行广、来势凶猛、病死率高、危害性大，所以必须切实做好预防工作。

【临床表现】

流脑的潜伏期 1 ~ 7 天，一般 2 ~ 3 天，其病情复杂多变，轻重不一，起病初期常有发热、头痛、咳嗽、流鼻涕、嗓子痛、打喷嚏、全身不适等类似感冒的症状，容易误诊为感冒。不久，突然高烧、寒战、剧烈头痛、喷射性呕吐、颈项强直、皮肤有出血点或出现瘀斑等。如果治疗不及时，病人很快发生抽搐、昏迷，24 小时内就会死亡。存活者，少部分可留有神经系统后遗症，如痴呆、瘫痪、语言障碍等。婴幼儿如果得了"流脑"，初期表现为不肯吃奶、哭闹不安、呕吐或嗜睡，继而身体发挺，两眼发直，并向上翻，囟门饱满，神情痴呆，必须引起高度重视。

一般可表现为3个临床类型即普通型、暴发型和慢性败血症型。

1. 普通型

约占90%左右。病程可分为上呼吸道感染期、败血症期和脑膜炎期，但由于起病急、进展快、临床常难以划分。

（1）上呼吸道感染期：大多数病人并不产生任何症状。部分病人有咽喉疼痛，鼻咽黏膜充血及分泌物增多。鼻咽拭子培养常可发现病原菌，但很难确诊。

（2）败血症期：病人常无前驱症状，突起畏寒、高热、头痛、呕吐、全身乏力。肌肉酸痛，食欲不振及神志淡漠等毒血症症状。幼儿则有哭啼吵闹、烦躁不安、皮肤感觉过敏及惊厥等。少数病人有关节痛或关节炎、脾肿大常见。70%左右的病人皮肤黏膜可见瘀点或瘀斑。病情严重者瘀点、瘀斑可迅速扩大，且因血栓形成发生大片坏死。约10%的患者常在病初几日在唇周及其他部位出现单纯疱疹。

（3）脑膜炎期：大多数败血症患者于24小时左右出现脑膜刺激征，此期持续高热，头痛剧烈、呕吐频繁，皮肤感觉过敏、怕光、狂躁及惊厥、昏迷。血压可增高而脉搏减慢。脑膜的炎症刺激，表现为颈后疼痛，颈项强直，角弓反张，克氏征及布氏征阳性。

婴儿发作多不典型，除高热、拒乳、烦躁及哭啼不安外，惊厥、腹泻及咳嗽较成人多见，脑膜刺激征可缺如。前囟突出，有助于诊断。但有时因呕吐频繁、失水仅见前囟下陷，造成诊断困难。

2. 暴发型

少数病人起病急骤，病情凶险如不及时抢救，常于 24 小时内甚至 6 小时之内危及生命，此型病死率达 50%，婴幼儿可达 80%。

（1）暴发型败血症（休克型）：本型多见于儿童。突起高热、头痛、呕吐，精神极度委靡。常在短期内全身出现广泛瘀点、瘀斑，且迅速融合成大片，皮下出血，或继以大片坏死。面色苍灰，唇周及指端紫绀，四肢厥冷，皮肤呈花纹，脉搏细速，血压下降，甚至不可测出。脑膜刺激征缺如。脑脊液大多清亮，细胞数正常或轻度增加，血培养常为阳性。

（2）暴发型脑膜脑炎：亦多见于儿童。除具有严重的中毒症状外，患者频繁惊厥迅速陷入昏迷。有阳性锥体束征及两侧反射不等。血压持续升高，部分病人出现脑疝。枕骨大孔疝时，小脑扁桃体疝入枕骨大孔内，压迫延髓，此时病人昏迷加深，瞳孔明显缩小或散大，或忽大忽小，瞳孔边缘也不整齐，光反应迟钝。双侧肌张力增高或强直，上肢多内旋，下肢呈伸展性强直。呼吸不规则，或快慢深浅不匀，或暂停，成为抽泣样，或点头样呼吸，或为潮式呼吸，此类呼吸常提示呼吸有突然停止的可能。天幕裂孔疝压迫间脑及动眼神经，除有上述颅内压增高症外，常有同侧瞳孔因动眼神经受压而扩大，光反应消失，眼球固定或外展，对侧肢体轻瘫，进而出现呼吸衰竭。

（3）混合型：是本病最严重的一型，病死率常高达 80%，兼有二种暴发型的临床表现，常同时或先后出现。

3. 慢性败血症

本型不多见。多发生于成人，病程迁延数周或数月。反复出现寒战、高热、皮肤瘀点、瘀斑。关节疼痛亦多见，发热时关节疼痛加重呈游走

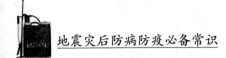

性。也可发生脑膜炎、全心炎或肾炎。

流脑的并发症包括继发感染、败血症期播散至其他脏器而造成的化脓性病变以及脑膜炎本身对脑及其周围组织造成的损害。

（1）继发感染以肺炎多见，尤多见于老年与婴幼儿。其他有褥疮、角膜溃疡及因小便潴留而引起的尿道感染等。

（2）化脓性迁徙性病变有中耳炎、化脓性关节炎、脓胸、心内膜炎、心肌炎、全眼炎、睾丸炎及附件炎等。

（3）脑及其周围组织因炎症或粘连而引起的损害有动眼神经麻痹、视神经炎、听神经及面神经损害、肢体运动障碍、失语、大脑功能不全、癫痫、脑脓肿等。慢性病人，尤其是婴幼儿，因脑室孔或蛛网膜下腔粘连以及间脑膜间的桥梁静脉发生栓塞性静脉炎，可分别发生脑积水和硬膜下积液。

流脑的后遗症可由任何并发症引起，其中常见为耳聋（小儿发展为聋哑）、失明、动眼神经麻痹、瘫痪、智力或性情改变，精神异常等。

流脑应与哪些疾病相鉴别？

（1）其他化脓性脑膜炎：肺炎球菌脑膜炎、流感杆菌脑膜炎、葡萄球菌脑膜炎等大多体内有感染灶存在。如肺炎球菌脑膜炎大多发生在肺炎、中耳炎的基础上；葡萄球菌脑膜炎大多发生在葡萄球菌败血症病程中。

（2）虚性脑膜炎：某些急性感染病人有严重毒血症时可出现脑膜刺激征，但除脑脊液压力略高外，余均正常。

（3）结核性脑膜炎：多有结核史。起病缓慢，伴有低热、盗汗、消瘦等症状，无瘀点和疱疹。

（4）流行性乙型脑炎：发病多在7～9月份，有蚊叮咬史，起病后脑实质损害严重，惊厥、昏迷较多见，皮肤一般无瘀点。

【治疗要点】

（一）普通型流脑的治疗

1. 一般治疗

卧床休息，保持病室安静、空气流通。给予流质饮食，昏迷者宜鼻饲，并输入液体，使每日尿量在 1000 毫升以上。密切观察病情，保持口腔、皮肤清洁，防止角膜溃疡形成。经常变换体位以防褥疮发生。防止呕吐物吸入。必要时给氧。

2. 对症治疗

高热时可用酒精擦浴，头痛剧烈者可予镇痛或高渗葡萄糖、用脱水剂脱水。惊厥时可用 10% 水化氯醛灌肠，成人 20 毫克/次，儿童 60～80 毫克/千克/次。或用冬眠灵、安定等镇静剂。

3. 病原治疗

①磺胺：在脑脊液中的浓度可达血液浓度的 50%～80%，常为首选药物。磺胺嘧啶（SD）成人每日总量 6～8 克，首剂量为全日量的 1/3～1/2，以后每 6～8 小时给药一次，同时给予等量碳酸氢钠。对于呕吐严重，昏迷者可用 20% 磺胺嘧啶钠适当稀释后静注或静滴，病情好转后改为口服。静注量为口服量的 2/3。儿童量为 0.1～0.15 克/千克/天，分次给予。其次，可考虑选用磺胺甲基嘧啶、磺胺二甲基嘧啶或磺胺甲基异恶唑，疗程 5 日，重症适当延长。停药以临床症状消失为指标，不必重复腰穿。用磺胺药时应给予足量液体，每日保证尿量在 1200～1500 毫升以上，注意血尿，粒细胞减少、药物疹及其他毒性反应的发生。如菌株对磺胺敏感，患者于后 1～2 日体温降至正常，神志转为清醒，脑膜刺激征于 2～3 日内减轻而逐渐消失。如用磺胺药后一般情况和脑膜刺激征于 1～2 日不见好转或加重者，

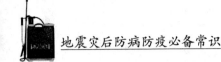

均应考虑是否为耐磺胺药株引起，停用磺胺药，改用其他抗生素，必要时重复腰穿，再次脑脊液常规培养、作药物敏感试验。②青霉素 G：青霉素在脑脊液中的浓度为血液浓度的 10%～30%，大剂量注射使脑脊液达有效杀菌浓度。迄今未发现耐青霉素菌株。青霉素 G 剂量儿童为 15～20 万单位/千克/天，成人每日 1000～1200 万单位，分次静滴或肌注，疗程 5～7日。青霉素 G 不宜做鞘内注射，因可引起发热、肌肉颤搐、惊厥、脑膜刺激征、呼吸困难、循环衰竭等严重反应。③氯霉素：脑膜炎双球菌对氯霉素很敏感，且其在脑脊液中的浓度为血液浓度的 30%～50%，剂量成人 50毫克/千克/天，儿童 50～75 毫克/千克/天，分次口服、肌注或静滴。疗程 3～5 日。使用氯霉素应密切注意其副作用，尤其对骨髓的抑制，新生儿、老人慎用。④氨苄青霉素：氨苄青霉素对脑膜炎双球菌、流感杆菌和肺炎球菌均有较强的抗菌作用，故适用于病原菌尚未明确的 5 岁以下患儿，剂量为 200 毫克/千克/天，分 4 次口服、肌注或静推。

（二）暴发型败血症的治疗

1. 抗菌治疗

大剂量青霉素钠盐静脉滴注，剂量为 20 万～40 万单位/千克/天，用法同前。借以迅速控制败血症。亦可应用氯霉素，但不宜应用磺胺。

2. 抗休克治疗（参阅感染性休克）

（1）扩充血容量。

（2）纠正酸中毒。休克时常伴有酸中毒，合并高热更为严重。酸中毒可进一步加重血管内皮细胞损害，使心肌收缩力减弱及毛细胞血管扩张，使休克不易纠正。成人患者可首先补充 5% 碳酸氢钠 200～250 毫升，小儿 5 毫升/千克/次，然后根据血气分析结果再酌情补充。

（3）血管活性药物的应用：经扩容和纠酸后，如果休克仍未纠正，可应用血管活性药物。凡病人面色苍灰、肢端紫绀，皮肤呈现花纹，眼底动脉痉挛者，应选用舒张血管药物：①山莨菪碱（654－2）：10～20 毫克/次静推。儿童 0.5～1 毫克/千克/次，每15～30 分钟一次，直至血压上升，面色红润，四肢转暖，眼底动脉痉挛缓解后可延长至半小时至 1 小时一次。若血压稳定，病情好转可改为 1～4 小时一次。②东莨菪碱：儿童为 0.01～0.02 毫克/千克/次静推，10～30 分钟一次，减量同上。③阿托品：0.03～0.05 毫克/千克/次（不超过 2 毫克）以生理盐水稀释静脉推注，每10～30 分钟一次，减量同上，以上药物有抗交感胺、直接舒张血管、稳定神经细胞膜、解除支气管痉挛、减少支气管分泌物等作用，极少引起中枢兴奋症状。副作用为面红、躁动、心率加快、尿潴留等。同时可辅以冬眠疗法。如上述药物效果不佳时，可改用异丙肾上腺素或多巴胺，或二者联合应用。异丙肾上腺素为 β－受体兴奋剂，可使用周围血管扩张，增强心肌收缩力，增加心排出量，改善微循环，同时扩张肾血管。通常用 0.2 毫克加入 100 毫升葡萄糖中静滴。使用以上药物治疗后，动脉痉挛有所缓解，但血压仍维持较低水平或不稳定，可考虑应用阿拉明 20～30 毫克静滴或与多巴胺联合应用。

（4）强心药物：心功能不全亦是休克的原因之一，加上大量快速静脉补液，更加重了心脏的负荷，可给予快速毛地黄类强心剂如毛花强心贰丙（西地兰）或毒毛旋花子贰 K 等。

（5）肾上腺皮质激素：激素可增强心肌收缩力，减轻血管外周阻力，稳定细胞内溶酶体膜以大剂量应用为好。氢化考地松每日 300～500 毫克，儿童 5～8 毫克/千克，分次静滴。休克纠正后迅速减量停药。用药不得超过 3 日。早期应用效果更好。

3. 抗凝治疗

鉴于本病的休克及出血与血栓形成有关，凡疑有 DIC，不必等待实验室检查结果，可用肝素治疗。成人首剂1~2毫克/千克，加入10%葡萄糖液内推注。根据情况每4~6小时重复一次，多数1~2次即可见效，重者3~4次。用肝素时应作试管法凝血时间测定，使凝血时间控制在正常二倍左右（15~30分钟）。用肝素后可输新鲜血液以补充被消耗的凝血因子。如果有继发纤溶症象，可试用6-氨基己酸，剂量为4~6克加入10%葡萄糖液100毫升滴注，或抗纤溶芳酸0.1~0.2克加入葡萄糖液内静滴或静推。

（三）暴发型脑膜炎的治疗

抗菌素的应用同暴发型休克的治疗。此外，应以减轻脑水肿，防止脑疝和呼吸衰竭为重点。

1. 脱水剂的应用

下列药物应交替或反复应用：①20%甘露醇1~2克/千克/次。②25%山梨醇1~2克/千克/次。③50%葡萄40~60毫升/次。④30%尿素0.5~1.0克/千克/次。以上药物按具体情况每隔4~6小时静脉快速滴注或静推一次，至血压恢复正常，两侧瞳孔大小相等，呼吸平稳。用脱水剂后适当补液，使患者维持轻度脱水状态。肾上腺皮质激素亦可同时应用，以减轻毒血症，降低颅内压。

2. 亚冬眠疗法

主要用于高热，频繁惊厥及有明显脑水肿者，以降低脑含水量和耗氧量，保护中枢神经系统。氯丙嗪和异丙嗪各1~2毫克/千克，肌注或静推，安静后置冰袋于枕后，颈部、腋下或腹股沟，使体温下降至36℃左右。以后每4~6小时再肌注一次，共3~4次。

3. 呼吸衰竭的处理

应以预防脑水肿为主。如已发生呼吸衰竭，除脱水外则应给予洛贝林、可拉明、回苏灵等中枢神经兴奋剂。亦可用氢溴酸东莨菪碱，0.02~

0.04毫克/千克/次，每20～30分钟静注一次，可改善脑循环，有兴奋呼吸和镇静作用。必要时作气管插管，吸出痰液和分泌物，辅以人工辅助呼吸，直至患者恢复自动呼吸。

（四）慢性败血症的治疗

抗菌素的应用同普通型。

【疫源阻断】

对许多婴幼儿来说，患了流脑后，病情变化迅速，症状可以不典型或分期不明显，严重者还会有生命危险。所以，做好流脑的预防工作就显得尤为重要。

1. 疫源消毒

流脑病菌对日光、干燥、寒冷、湿热及消毒剂耐受力很差，所以要注意保持室内的清洁，勤洗勤晒衣服和被褥；保持室内空气流通、新鲜。

2. 管理传染源

早期发现病人，早确诊，就地进行呼吸道隔离和治疗，做好疫情报告工作。病人须隔离至症状消失后3日，但不少于发病后7日。加强对疫情单位和地区的疫情监视，接触者医学观察7日；对上感、鼻咽炎、皮肤黏膜出现瘀点的疑病似病人均应给予足量的磺胺嘧啶治疗，疗程5天。在流行病高峰季节里，如果发现孩子有发热、咽喉肿痛、头痛、呕吐、精神不好、皮肤出血点等症状应及时去医院诊治。

3. 切断传播途径

流行期间做好卫生宣传工作，搞好个人及环境卫生，减少大型集合和大的集体活动，居室开窗通风，个人应勤晒衣服，多晒太阳避免到拥挤公共场所。不要带孩子到病人家去串门，尽量不带孩子去公共场所如商店、

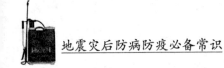

影剧院、公园等游玩；如非去不可，应戴上口罩。

4. 保护易感人群

（1）菌苗预防：我国普遍采用 A 群夹膜多糖菌苗预防接种，秋末冬初对 5 岁以内儿童接种流脑疫苗，保护率可达 80% ~90%，副作用少，抗病能力可维持 1 年左右；以后每年再打加强针一次。流行前皮下注射 1 次，剂量为 25~50 微微克（1 毫克＝1000 微克），接种后 5~7 天出现抗体，2 周后达到高峰。国外制备 A 群，C 群或 A~C 群双价高分子量多糖菌苗，一次皮下注射 50 微克后可获得杀菌抗体，使发病率减少 90%。但 B 群菌苗迄今尚未研制成功。

（2）药物预防：国内仍采取磺胺药作预防。对于某些有本病流行的机构团体或与患者密切接触者，成人每日 2 克，儿童 75~100 毫克/千克/天，分 2 次，与等量碳酸氢钠同服，共 3 日。有人主张在耐磺胺药地区口服利福平，成人 0.6 克/天，儿童 10 毫克/千克/天，连服 2 天。利福平预防作用好，但易产生耐药性。也有主张利福平与二甲胺四环素合用，可使带菌率降至零。其次可用 2%~3% 黄连素、0.3% 呋喃西林液，1：3000 杜米芬，0.25% 氯霉素液滴鼻或喷喉。每日 2 次，连 3 日。亦有人主张对 A 群流脑密切接触者，可采用头孢噻肟三嗪一次肌注射。方法简便，效果优于利福平。

（3）一般预防：注意保暖，预防感冒，感冒时病人抵抗力会降低，容易受到流脑病菌的袭击而发病。因此，要随天气变化，随时增减衣服。在剧烈运动或从事劳动后，应及时把汗水擦干，穿好衣服。夜间睡觉时要盖好被子，对儿童更应留意这个问题。在每顿进餐时，可吃上几瓣生大蒜，这样可以杀死口腔中的病菌。饭后盐水漱口，也有利于预防"流脑"的发生。

（三）风　疹

风疹又称"风痧"，是一种常见的由风疹病毒引起的呼吸道传染病，儿童常见。由于风疹的疹子来得快，去得也快，如一阵风似的，"风疹"也因此得名。风疹病毒存在于出疹前5~7天病儿唾液及血液中，但出疹2天后就不易找到。风疹病毒在体外生活力很弱，但传染性与麻疹一样强。一般通过咳嗽、谈话或喷嚏等传播。本病多见于1~5岁儿童，6个月以内婴儿因有来自母体的抗体获得抵抗力，很少发病。一次得病，可终身免疫，很少再次患病。秋季、冬春季多发。

风疹经过良好，预后佳，并发症少，但孕妇（4个月内的早期妊娠）感染风疹病毒后，病毒可以通过胎盘传给胎儿引起先天性风疹，发生先天畸形，如失明、先天性心脏病、耳聋和小头畸形等。因此，孕妇在妊娠早期尽可能避免与风疹病人接触，同时接种风疹减毒活疫苗。一旦发生风疹，应考虑中止妊娠。风疹与风疹团（风疹块）一字之差，曾发生因有风疹团病史误认为是风疹而考虑终止妊娠的病例。事实上，风疹团是荨麻疹的别名，与本病无关。

【临床表现】

风疹从接触感染到症状出现，要经过14~21天。病初1~2天症状很轻，可有低热或中度发热，轻微咳嗽、乏力、胃口不好、咽痛和眼发红等轻度上呼吸道感染症状。病人口腔黏膜光滑，无充血及黏膜斑，耳后、枕部淋巴结肿大，伴轻度压痛。通常于发热1~2天后出现皮疹，皮疹先从面颈部开始，在24小时蔓延到全身。皮疹初为稀疏的红色斑丘疹，以后面部及四肢皮疹可以融合，类似麻疹。出疹第二天开始，面部及四肢皮疹可变成针尖样红点，如猩红热样皮疹。皮疹一般在3天内迅速消退，留下较浅色素沉着。在出疹期体温不

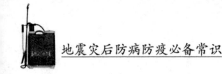

再上升，病儿常无疾病感觉，饮食嬉戏如常。风疹与麻疹不同，风疹全身症状轻，无麻疹黏膜斑，伴有耳后、颈部淋巴结肿大。

【治疗要点】

1. 普通康复疗法

加强护理，室内空气保持新鲜，加强营养，病人应卧床休息，给予维生素及富有营养易消化食物，如菜末、肉末、米粥等。注意皮肤清洁卫生，防止挠破皮肤，以防细菌继发感染。避免直接吹风，防止受凉后加重病情。发热期间，多饮水，饮食宜清淡和容易消化，不吃煎炸与油腻之物。隔离至出疹后5天。

2. 现代西医西药治疗方法

主要是支持疗法，对症治疗。风疹并发症很少，一旦发生支气管炎、肺炎、中耳炎或脑膜脑炎等并发症时，应及时治疗。可酌情给予退热剂，止咳剂及镇痛剂。喉痛用复方硼砂液漱口，皮肤瘙痒可用炉甘石洗剂或生油涂拭，结膜炎用0.25%氧霉素滴眼液或10%醋酸磺胺液滴眼数日。

3. 中成药治疗

（1）犀角化毒丸：每次1丸，每日2次，用于邪毒内盛。

（2）板蓝根冲剂：每次1包，每日3次，用于邪郁在表。

（3）维C银翘片：每次2片，每日3次。

4. 单味药与经验方治法

（1）芫荽（香菜）35克或西河柳1把，煎水服。

（2）浮萍、苦参各7克，麻黄、蝉蜕、甘草各3克，白蒺藜、地肤子、生苡仁各45克，僵蚕6克，水煎服，每日1剂，分3次服。治小儿风疹。

（3）花生油50克，煮沸后稍冷加入薄荷叶30克，完全冷却后过滤去渣，外涂皮肤痒处，有止痒作用。

5. 饮食疗法

（1）银翘解毒粥：金银花、连翘、淡豆豉、竹叶、荆芥各10克，芦根15克，牛蒡子、甘草各6克，粳米100克。上8味药洗净煎汁，去渣，再煮洗净的粳米成粥，待粥将熟时，加入上药汁，煎1~2沸即可。分2次，早晚温热服。

本粥辛凉解表，清热解毒。适用于温病初起，发热微恶风寒，头痛，无汗，或汗而不多，口渴，咳嗽咽痛，舌尖虹，舌苔薄黄，脉浮数。注意：外感风寒，恶寒重，发热轻不宜用。

（2）清营粥：生地15~30克，竹叶卷心6克，银花10克，犀角3克（用水牛角6~10克代），粳米100克。将生地、竹叶卷心、银花、水牛角洗净，同入砂锅煎汤，取汁去渣，再入洗净的粳米，同煮为稀粥。每日2~3次，温热服食。

本粥清营泄热，兼以透表。适用于营分热盛。症见身热，夜间尤甚，烦躁，咽干但不欲饮，舌质红绛，无苔，脉细数。注意：脾胃虚寒者忌用。

【疫源阻断】

因风疹症状多轻，一般预后良好，故似不需要特别预防，但先天性风疹危害大，可造成死胎、早产或多种先天畸形，因此预防应着重在先天性风疹。

1. 管理传染源

发现风疹病儿，应立即隔离治疗，隔离至出疹后5天。但风疹症状轻微，隐性感染者多，故易被忽略，不易做到全部隔离。一般接触者可不进行检疫，但对密切接触者加强医学观察，注意皮疹与发热，以利及早发现病人。

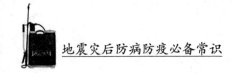

2. 切断传播途径

妊娠期、特别妊娠早期（2～3个月内）的妇女在风疹流行期间应尽量避免接触风疹病人。幼托机构的接触班级，在潜伏期内应与其他班级隔离，不收新生，防止传播。风疹流行期间，不带易感儿童去公共场所，避免与风疹患儿接触。

3. 保护易感人群

自动免疫 国际上经过十余年来广泛应用风疹减毒疫苗，均证明为安全有效，接种后抗体阳转率在95%以上，接种后仅个别有短期发热、皮疹、淋巴结肿大及关节肿痛等反应，免疫后抗体持久性大多可维持在7年以上。接种对象方面不同国家尚不统一，例如美国主张1岁至青春期的青少年，特别是幼儿园和小学中的儿童为主要免疫对象，因为小儿风疹发病率最多，且可传播给孕妇等成人。青春期及成年妇女也应接种，先天性风疹已明显减少。尽管目前关于风疹疫苗病毒株对人体、胎儿的影响了解得不够，但活疫苗的弱病毒确能通过胎盘感染胎儿导致胎儿畸形，因此孕妇不宜接受此类活疫苗。风疹早已与麻疹、腮腺炎疫苗联合使用。取得了良好的效果。目前我国也已制成风疹减毒活疫苗，有的地方已开始使用并将逐步纳入计划免疫执行，重点免疫对象中包括婚前育龄妇女，含高中、初中毕业班女生。

（四）流行性腮腺炎

流行性腮腺炎简称流腮，亦称痄腮，俗称猪头疯，是由腮腺炎病毒侵犯腮腺引起的急性呼吸传染病，并可侵犯各种腺组织或神经系统及肝、肾、心脏、关节等器官，是儿童和青少年中常见的呼吸道传染病，亦可见于成人，冬春季高发。传染源是早期病人和隐性感染者。病毒存在于患者唾液中的时间较长，腮肿前6天至腮肿后9天均可自病人唾液中分离出病毒,因此在这两周内有高度传染性。感染腮腺炎病毒后,无腮腺炎表现,而有其他器官如脑或睾丸等症状者,则唾液及尿亦可检出病毒。在大流行时约 30%～40% 患者仅有上呼吸道感染的亚临床感染,是重要传染源。本病通过飞沫传播,唾液及污染的衣服亦可传染,其传染力较麻疹、水痘为弱,接触病人后 2～3 周发病。易感性随年龄的增加而下降,青春期后发病男多于女,病后可有持久免疫力。孕妇感染本病可通过胎盘传染胎儿,而导致胎儿畸形或死亡,流产的发生率也增加。

【临床表现】

潜伏期 8～30 天,平均 18 天。起病大多较急,无前驱症状。有发热、畏寒、头痛、咽痛、食欲不佳、恶心、呕吐、全身疼痛等,数小时腮腺肿痛,逐渐明显,体温可达 39℃ 以上,成人患者一般较严重。

腮腺肿胀最具特征性:一般以耳垂为中心,向前、后、下发展,状如梨形,边缘不清;局部皮肤紧张,发亮但不发红,触之坚韧有弹性,有轻触痛;言语、咀嚼(尤其进酸性饮食)时刺激唾液分泌,导致疼痛加剧;通常一侧腮腺肿胀后 1～4 天累及对侧,双侧肿胀者约占 75%。颌下腺或舌下腺也可同时被累及。重症者腮腺周围组织高度水肿,使容貌变形,并可出现吞咽困难。腮腺管开口处早期可有红肿,挤压腮腺始终无脓性分泌物自开口处溢出。腮腺肿胀大多于 1～3 天到达高峰,持续 4～5 天逐渐消退而回复正常。全程约 10～14 天。颌下腺和舌下腺也可同时受累,或单独出现。颌下腺肿大,表现为颈前下颌肿胀并可触及肿大的腺体。舌下腺肿大可见舌及口腔底肿胀,并出现吞咽困难。

并发症

(1)腮腺炎脑炎:是流行性腮腺炎的常见并发症之一,是由腮腺炎病毒直接侵犯脑组织而引起的。病人会出现脑炎的表现，如剧烈头痛、呕吐，甚至昏迷、抽搐等。按一般病毒性脑炎的治疗原则给以治疗，大多数病人预后是好的，少数病人可遗留耳聋、视力下降等后遗症。

（2）睾丸炎：腮腺炎病毒对人体的腺体组织有亲和力，因此也可损伤睾丸。睾丸炎多发生在成人，12岁以下的小孩较少见。这种并发症多发生在腮腺肿大后1个星期左右，病人可出现睾丸肿胀。轻度肿大如核桃，明显肿大如鸡蛋大小，疼痛剧烈，阴囊也可有红肿。睾丸炎多为单侧性，大约要10天左右消肿，由于是单侧性，所以较少影响生育。

（3）胰腺炎：腮腺炎病毒也常侵犯胰腺，引起胰腺炎。胰腺炎多发生在腮腺肿胀后3~7天，表现为突然出现体温升高、恶心、呕吐、上腹部疼痛，腹痛常很剧烈，腹壁比较紧张，病人不让摸或压。经过1个星期，症状往往可以消失。部分病人病情很轻，不易发现，尿淀粉酶或血脂肪酶升高可确诊。

此外，对于女性患者，腮腺炎还可以引起卵巢炎或乳腺炎，但较少见。

【治疗要点】

本病对机体的严重危害并不只是腮腺本身，而是它的并发症，应高度警惕和防治并发症。对高热头痛明显的患者，不应迷信土医生的局部治疗，应及早到医院诊治。

1. 西医治疗

（1）一般护理：隔离患者使之卧床休息直至腮腺肿胀完全消退。注意口腔清洁，饮食以流质或软食为宜，避免酸性食物，保证液体摄入量。

（2）抗病毒治疗　宜散风解表，清热解毒。可应用板蓝根冲剂口服，2袋/次，2次/天，或静脉滴注清开灵注射液，40~80毫升/升。

（3）对症治疗：散风解表，清热解毒。必要时服去痛片、阿斯匹林等解热镇痛药。

（4）并发症的治疗　重睾丸炎、心肌炎时，可短期使用肾上腺皮质激素。

①睾丸炎治疗：成人患者在本病早期应用己烯雌酚，每次1毫克，3次/天，有减轻肿痛之效。

②脑膜脑炎治疗：可按乙型脑炎疗法处理。高热、头痛、呕吐时给予适量利尿药脱水。

③胰腺炎治疗：禁饮食，输液，反复注射阿托品或山莨菪碱。早期应用皮质激素。

2. 中医中药

发病期间应多卧床休息，流质或半流质饮食，多喝水；保持口腔清洁，可用淡茶、淡盐水或银花甘草水漱口；有接触史的易感小儿，用板蓝根冲剂，每次1小包，连服3～5天以预防传染。

以下4方用于痄腮轻症：

（1）夏枯草30克，水煎代茶饮。

（2）金银花、板蓝根各30克，水煎服。每日1剂，连服3～4天。

（3）蒲公英、紫花地丁各30克，水煎服。每日1剂，连服3～4天。

（4）生石膏50克，黄芩、连翘、夏枯草各10克，水煎服。每日1剂，连服3～4次。

外治法：

（1）新鲜仙人掌1块，去刺，切成薄片或捣烂，外敷患处，干后即换，连用多天；

（2）雄黄10、青黛15、芒硝15、冰片2，共研为末，酒醋各半，调成糊状，外敷患处，干后更换，至愈为止（上2方任取1种）。

本病目前虽尚无特效疗法，但通过积极的对症支持和中医中药治疗，

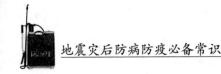

除个别有严重并发症者外，大多预后良好。

【疫源阻断】

1. 管理传染源

早期隔离患者直至腮腺肿完全消退为止。接触者一般不一定检疫，但在集体儿童机构、部队等应留验3周，对可疑者应立即暂时隔离。

2. 保护易感人群

（1）自动免疫：腮腺炎减毒活疫苗免疫效果好，免疫途径皮内注射、皮下注射，还可采用喷鼻或气雾吸入法，该疫苗不能用于孕妇、先天或获得性免疫低下者以及对鸡蛋白过敏者。近年国外报道使用腮腺炎疫苗（麻疹、腮腺炎和风疹三联疫苗）后，虽然明显降低了腮腺炎的发病率，但疫苗所致腮腺炎病毒的感染问题应引起高度重视。

（2）药物预防：采用板蓝根30克或金银花9克煎服，每日1剂，连续6天。

3. 密闭房间注意空气消毒、通风等。

（五）水　痘

水痘是由水痘—带状疱疹病毒引起的出疹性急性呼吸道传染病，多见于2~10岁的儿童，偶尔出现于成人及婴儿，传染性较强，一年四季均可发病，多见于冬春季节，常在幼儿园或小学校内引起流行，病后获得持久免疫，但可发生带状疱疹。病人为主要传染源，至出疹后5天都有传染性，与之接触的儿童约90%发病，而且从出疹前1~2天到全部皮疹干燥结痂均有传染性。病毒存在于患者的血液，疱疹的浆液和口腔分泌物中，主要通过空气飞沫经呼吸道传播，也可因接触患儿疱疹内的疱浆通过衣服、用具、玩具传染，也就是说如果健康的儿童与患水痘的儿童经常一起玩耍、说话、密切接触都可感染而发病。

所以一旦患了水痘应注意隔离，在完全治好以前不应去幼儿园或上学。即使是与水痘患者接触过的小孩，也应隔离观察2～3周。因为感染病毒后不是立即发病，一般要经14～17天的潜伏期，长者可达3周。6个月以内的婴儿由于获得母体抗体，发病较少，但妊娠期间患水痘可感染胎儿。水痘通常属较温和的病，不会引起严重的并发症，不过，成年人若罹患水痘，病情往往较严重，发烧温度较高、头痛、肌肉疼痛等。另外，慢性病患者，特别是白血球过多症或癌症病人，或正在服用类固醇药物的人，亦要加倍小心，因为水痘会引致肺炎、脑炎等并发症，甚至招致死亡。

【临床表现】

水痘可有发热、倦怠、食欲减退等全身症状，成人较儿童明显，一般1～2天内发疹。小儿传染上水痘病毒后，要经过2～3周的潜伏期后才出现症状。一般是先发烧一天，伴有头痛、厌食、哭闹、烦躁不安、全身不适或咳嗽，然后有皮疹出现。首先发于躯干，逐渐延及头面部和四肢，呈向心性分布，即躯干多，面部四肢较少，手掌，足跖更少。初起为红色小丘疹，数小时后变成绿豆大小的水疱，周围绕以红晕。水疱初呈清澈的水珠状，壁薄易破，伴有瘙痒。经2～3天而干燥结痂，以后痂脱而愈，不留疤痕。在发病3～5天内，皮疹陆续分批发生，故同时可见丘疹、水疱、结痂等不同时期的皮损，病程约2～3周。口腔、眼结合膜、咽部、外阴等黏膜也偶可发生损害，常形成溃疡而伴有疼痛。病后可获得终身免疫。皮疹并非出得越多越好，只要符合一般的出疹规律，多一些或少一些都是正常现象。若水疱抓破后继发细菌感染，可发生皮肤坏疽，甚至引起败血症。水痘还有几种临床异型表现，应引起注意：

（1）大疱型水痘：只见于2岁以下的儿童。为成批发生的2～7厘米

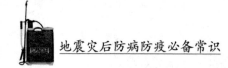

大小的大疱，破溃后形成糜烂面，但痊愈很快。

（2）出血性水痘：水疱内容物为血性，有高热及严重的全身症状。好发于营养不良、恶性淋巴瘤、白血病等使用免疫抑制剂及皮质类固醇激素治疗的病人。

（3）新生儿水痘：通常是在生产时由母亲而感染，一般症状表现较轻，但亦可发生系统损害而致死。

（4）成人水痘：症状较小儿为重。前驱期长，高热，全身症状较重，皮疹数目多，也更痒。

以上几种特殊类型虽较少见，但一旦发生就应加强护理，防止继发感染。否则不仅会留下疤痕，还可发生肺炎、脑炎、心肌炎、肾炎等严重并发症，甚至危及生命。

【治疗要点】

主要应加强护理，预防继发感染和并发症的发生。

（1）水痘患者应严格隔离，休息，吃营养丰富易消化的饮食。

（2）临床对症用药为主。热度高者可给予外用炉甘石洗剂止痒；水疱破溃者可涂以2%龙胆紫液；皮肤破损处用2%~5%碳酸氢钠溶液湿敷，碳酸氢钠溶液能缓解水痘引起的瘙痒，禁忌手抓（用普通食用苏打溶解在少量水中，就可以制成碳酸氢钠）；化脓处涂抹抗生素软膏；若有弥漫性脓疱、蜂窝组织或急性淋巴结炎等并发症时，则需投用广谱抗生素；重症患者，可肌注丙种球蛋白。

（3）对免疫能力低下的播散性水痘患者、新生儿水痘或水痘性肺炎、脑炎等严重病例，应及早采抗病毒药物治疗，以抑制病毒复制，防止病毒扩散，促进皮损愈合，加速病情恢复，降低病死率。禁用肾上腺皮质激素，以防止水痘泛发和加重。

①干扰素：10万~20万单位/天，连用3~5天；其他如阿糖腺苷、阿昔洛韦等也可选用。

②利巴韦林：即病毒唑，口服、肌内注射或静脉滴注7~10毫克/千克，每6小时1次，疗程7~10天。

③阿昔洛韦，即无环鸟苷，静脉滴注，5~10毫克/千克，每8小时1次，3次/天，疗程5~7天。

【疫源阻断】

1. 管理传染源

患儿应早期隔离，直到全部皮疹结痂为止。对水痘患儿的用具等要暴晒或煮沸消毒。密闭房间要采取空气消毒、通风等措施。

2. 切断传播途径

流行期间尽量少带孩子去公共场所。对患严重湿疹或正在应用激素治疗的小儿，应特别注意保护，切勿与水痘患儿接触，如已接触，则可肌肉注射胎盘球蛋白或两种球蛋白，同时对正在应用激素治疗的小儿需及时减量或逐渐停用激素。

3. 保护易感人群

与水痘接触过的儿童，应隔离观察3周并可口服板蓝根冲剂，予以预防。体弱者可在接触后4天内注射丙种球蛋白。一定要把在传染期的孩子和孕妇隔离开，因为孕妇如果受到感染，会造成胎儿的各种问题。得过水痘的，由于体内已经有了抗体（获得性免疫），就不会再得了。

（六）猩红热

猩红热又称丹痧，是由A组B型溶血性链球菌所引起的急性呼吸道传染病。传染源主要是猩红热病人及带菌者，B型溶血性链球菌引起的其他

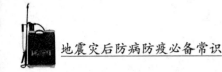

感染病人也可视为传染源，自发病前一日至出疹期传染性最强。病菌一般存在于猩红热病人或带菌者的鼻咽部，通过空气飞沫（说话、咳嗽、打喷嚏）直接传染，也可由带菌的玩具、生活用品等间接传播，偶尔也可通过被污染的牛奶或其他食物传播。但本病菌不耐热、对干燥抵抗力弱，故间接接触传染可能性小。人群普遍易感，主要多见于5～15岁儿童。红疹毒素有5种血清型，无交叉免疫，故猩红热可再感染。全年可发病，但以冬春为高峰。临床以发热、咽峡炎、全身弥漫性猩红色皮疹和疹退后皮肤脱屑为特征。少数病人在病后可出现变态反应性心、肾并发症。

【临床表现】

本病潜伏期为1～7天，一般为2～3天，

猩红热的早期症状是发热、嗓子痛、头痛等，检查可见扁桃体红肿，有灰白色或黄白色点片状物附着，容易误诊为急性扁桃体炎。发病12～48小时可出现典型皮疹，即在全身弥漫性潮红的基础上，散布粟粒大小点状丘疹，压之褪色，疹间无正常皮肤，皮肤瘙痒，皮疹常先由耳后、颈部开始至全身。皮疹在48小时达最高峰，以后按出疹顺序先后消退，2～3日消失，个别可持续1月。软腭黏膜充血水肿，可见小米粒状丘疹和出血点，称猩红热黏膜内疹，病初时舌被覆白苔，乳头红肿突出白苔外，称"草莓舌"。2～3天后舌苔脱落，舌面光滑呈牛肉色（肉红色），舌乳头仍凸起，称"杨梅舌"。脸部发红，口周苍白成为一个苍白圈。

近些年来，猩红热已趋于轻型，发疹不呈全身性，持续时间短，大片脱屑也少见。但后期仍可并发中耳炎、乳突炎、鼻窦炎、颈及颌下淋巴结炎、中毒性肺炎、急性肾炎、中毒性心肌炎、风湿热等，重症患者可出现休克、败血症，治疗不及时能导致死亡。

【治疗要点】

（1）一般治疗：患者要卧床休息，多喝开水，进清淡易消化食物，保持口腔清洁，高热时应及时退热。患儿应隔离3~4周，以防传染其他儿童。

（2）全身治疗：尽管目前抗生素品种越来越多，效力越来越强，但青霉素仍是治疗猩红热的首选药物。连用7~10天，病情严重者可加大剂量静脉点滴。青霉素对链球菌感染有特效，故不仅治疗效果好，尚可预防急性肾小球肾炎与风湿热等并发症。一般用青霉素G。青霉素过敏者可选用红霉素20~40毫克/天，每8小时1次，疗程同前，或第一代头孢菌素、林可霉素。

（3）除治疗用药外，应保持室内空气新鲜，保持一定的温度及湿度，有条件者应采取隔离治疗；治疗期间应多吃鲜嫩多汁的水果、蔬菜；避免肥甘厚味、辛辣之品；饮食以清淡为宜；患者的衣被要洗烫或曝晒。

【疫源阻断】

1. 疫源消毒

一般采取用食醋熏蒸或稀释的过氧乙酸在室内均匀喷洒进行空气消毒，物品表面消毒则可选用84消毒液，对病人的排泄物和污染物随时消毒，同时注意保持通风良好。

2. 管理传染源

患病后要及时治疗、隔离，猩红热病人要严格隔离至连续2次溶血性链球菌阴性为止。有接触史的易感者，可预防性用青霉素G40~80万单位/日，3~4天。在部队流行时可用长效青霉素预防。

3. 切断传播途径

在猩红热流行期间不要带孩子去公共场所。不要让孩子与猩红热患者接触；如已接触过，可用淡盐水漱口，并用抗生素2~3天。

结束语：阻断疫情，重建家园

去年汶川"5·12"大地震后，全国上下抗震救灾期间那种众志成城、不屈不挠、勇往直前的大无畏精神和临危不惧、迎难而上、顽强拼搏的气概，无疑将成为中国人民抗震救灾历史上的壮丽篇章。而灾后防病防疫工作，是这壮丽篇章的重要组成部分。

严防灾区疫病流行，确保大灾之后无大疫，是贯彻抗震救灾过程始终的一项重要任务，也是抗震救灾的一个重要目标。汶川特大地震发生后，肩负神圣使命的卫生防疫工作者从祖国的四面八方赶赴灾区，克服艰难险阻，全力开展卫生防疫工作。通过卫生防疫工作者的艰辛努力，灾区至今没有发生传染病流行和其他公共卫生事件，有力地保证了抗震救灾和灾后重建工作的有序进行。

震后一年来，经过卫生工作者的不懈努力，灾区卫生防疫、疾病监测虽然取得了可喜的显著成绩，但今后还有一段很长的路要走：灾区的卫生需要改善，灾区群众的饮水、食品安全需要保障，灾后的传染病疫情需要监测，对此，我们绝对不能掉以轻心，不能有丝毫松懈，还要加倍努力，为建设美好家园、确保大灾之后无大疫再立新功。